U0325604

眼健康科普系列丛书

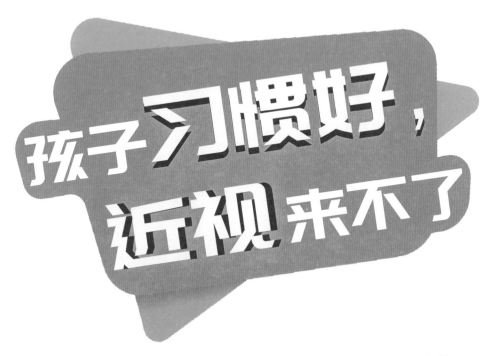

孩子习惯好，近视来不了

主编

杨春武　刘冬梅　史长英

世界图书出版公司

图书在版编目（CIP）数据

孩子习惯好，近视来不了 / 杨春武，刘冬梅，史长英主编 . -- 北京 : 世界图书出版公司 , 2022.6
ISBN 978-7-5192-9493-9

Ⅰ . ①孩… Ⅱ . ①杨… ②刘… ③张… Ⅲ . ①近视—防治—青少年读物 Ⅳ . ① R778.1-49

中国版本图书馆 CIP 数据核字 (2022) 第 055346 号

书　　　　名	孩子习惯好，近视来不了
（汉语拼音）	HAIZI XIGUAN HAO, JINSHI LAIBULIAO
主　　　编	杨春武　刘冬梅　史长英
插　　　图	周培博
总　策　划	吴 迪
责 任 编 辑	韩 捷
装 帧 设 计	包 莹
出 版 发 行	世界图书出版公司长春有限公司
地　　　址	吉林省长春市春城大街 789 号
邮　　　编	130062
电　　　话	0431-86805551（发行）　0431-86805562（编辑）
网　　　址	http://www.wpcdb.com.cn
邮　　　箱	DBSJ@163.com
经　　　销	各地新华书店
印　　　刷	长春市赛德印业有限公司
开　　　本	787 mm×1092 mm　1/16
印　　　张	9.5
字　　　数	77 千字
印　　　数	1—20 000
版　　　次	2022 年 6 月第 1 版　2022 年 6 月第 1 次印刷
国 际 书 号	ISBN 978-7-5192-9493-9
定　　　价	49.80 元

编委会

主　编：杨春武　刘冬梅　史长英

主　审：赵　欣　李春秀

副主编：花　蕾　王　蕾　杨馥竹

编　委：（按姓氏笔画排序）

王占国　王红霞　王秀荣　王家鑫　牛丽媛

权宁国　毕海珠　刘　博　刘展玮　李旭荣

李果繁　李春峰　杨　光　杨春泉　吴　玢

张云梅　张国利　赵　明　赵丽娜　赵春辉

修丽娜　姜思语　秦征捷　徐振东　徐雪梅

徐紫金　傅永强　蔡　玲　戴启民　魏　鸿

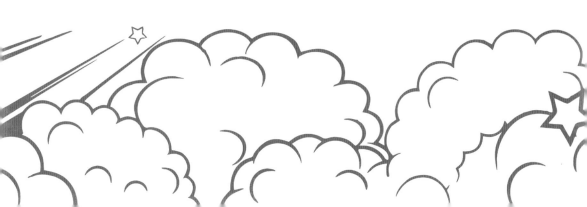

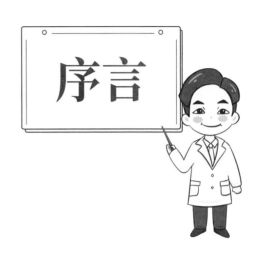

序言

　　人类的眼睛之所以有视觉，是因为目标物发出的光线通过人眼的屈光系统在视网膜上形成焦像面，从而被注视眼所感知。决定视觉质量好坏的关键因素在于注视眼屈光系统的焦距是否能与眼球的轴长恰好相等，若二者不等就会发生屈光不正，目标物的焦像面落在视网膜后方叫远视，落在视网膜前方就是我们常说的近视。

　　近视发生的原因非常复杂，有遗传因素、环境因素，以及外伤、疾病和药物等因素。而我们能够认识的是：近视发生和发展的生物学诱因与近距离用眼相关，遗传因素在很大程度上是通过长时间近距离用眼显示其临床特征的。通过科学的研究了解到，不同种族人群对于长时间近距离用眼的易感性差异很大，其中亚裔黄种人比较容易因近距离用眼罹患近视。这就决定了我国成为近视大国，不仅人群患病率很高，而且患病总人数居全球第一。

　　近年来，党和国家对于青少年近视的防控非常重视，将其提高到人口素质的高度来认识。各级政府采取了大量防控措施，期待在不久的将来，我国的近视患病率能得到有效的控制。在此，我有幸向读者推介这本青少年近视防控手册《孩子习惯好，近视来不了》。本书是一部将专业知识生活化，对近视预防和控制有一定指导作用的科普读物。编者们总结了十数年青少年近视防控的经验，从理论到实践，深入浅出地介绍了青少年近视防控的原理和方法；内容涵盖了眼的结构和生理、近视的认识和预防、视功能异常的常见表现，以及怎样合理正确地建立青少年视力档案。一路读来收获良多。全书图文并茂，是不可多得的专业读物。

　　编者杨春武院长和其他编者多年来与我共同学习，互通心得，实为良师益友。祝贺本书付梓出版，期待读者受益。

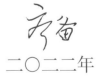

二〇二二年

目录

CONTENTS

第二章　视觉与行为

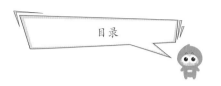

第七节　视觉功能障碍检查和评估 / 130

第一章

近视

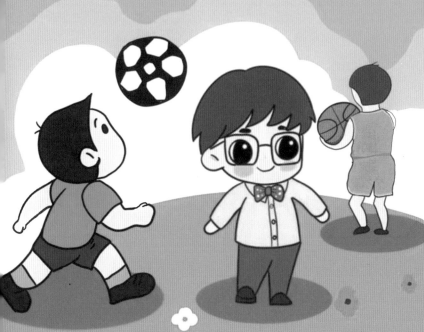

第一节　近视的现状

据统计，目前全球近视人口约为 20 亿，而我国现有近视患者约 6 亿，约占近视人口总数的 30%。同时我们发现，2005 年儿童青少年近视发病率为 22.3%，2020 年小学生近视发病率已经高达 35.6%，初中生近视发病率为 71.1%，高中生近视发病率为 80.5%。随着近视发病率的倍增以及近视日益低龄化，我们身边的"小眼镜"越来越多。近视是不可逆的。近视涉及全民健康与民族未来发展，已经成为社会公共卫生的重要问题。近几年，国家领导人高度重视近视防控工作的推行。眼镜大军人数日益壮大，这对现有的医疗机构、诊断标准及预防科普的要求也越来越高。随着线上与近视相关的碎片化科普知识越来越多，人们可作为拿来参考的标准与这些知识实际起到的作用，越来越受到专业人士的关注。

同时，三甲医院的眼科门诊以及三级专科眼科医院都承载了巨大的门诊压力，而到院接受检查的患者在来院之前，也不能做到真正了解从预防到控制治疗的全部要点，大众对近视本身的认知及潜在危害了解程度也不够。我们需要更多的科普宣传与教育，来完

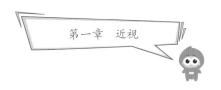

成对近视防控目标的加强与管控，为防控指标的达成做好基础建设。

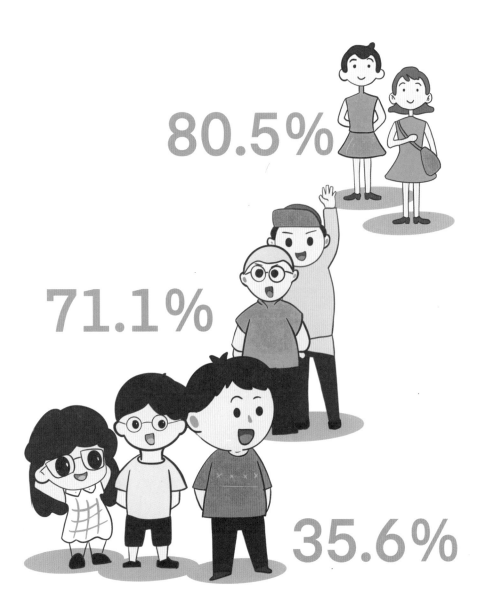

第二节　近视的成因

近视的成因目前没有完全明确，临床医学上公认的近视成因分为遗传因素、环境因素、营养因素。

一、遗传因素

在近视眼的形成因素中，遗传一直以来都是占据一个相对重要的位置，遗传基因决定了近视发病的风险级别。有关数据表明，在眼轴数据、眼球壁细胞内多糖类物质等相关基因点位发生突变后，就会明显提升高度近视发病风险。存在高风险的人群，在后天环境因素的促使下，易发高速率增长近视度数的情况。近视遗传与父母双方的近视程度也有关，如果双方中任何一方是高度近视以上，孩子有至少一半的概率会被遗传。

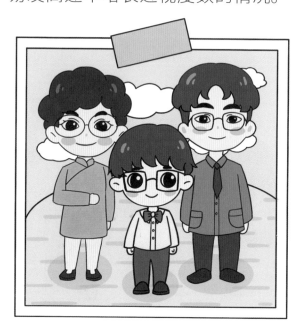

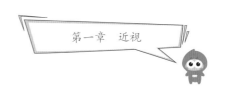

二、环境因素

1. 视近时间过长

近视眼的发生和发展与长期大量近距离工作关系密切。随着生活环境的不断变化，人们在越来越便利的生活条件下，更多需求可以通过线上操作直接完成，大幅度减少了外出的时间。随着电视、电脑、平板电脑、手机等电子设备的普及，小朋友看远的时间越来越少，长期大量看近的时间也越来越早、越来越多，近距离用眼量远远超出自身可负荷的程度。

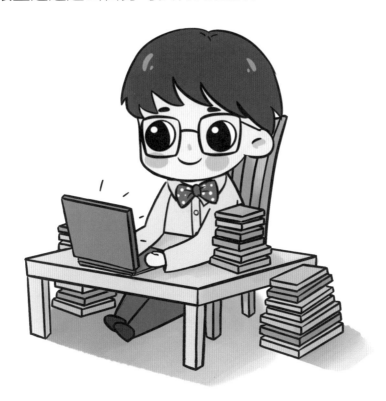

2. 光环境不合乎要求

光源是直接进入眼内，通过折射与反射的光学原理反映出我们在使用眼这个器官时所得到的各种清晰的、五颜六色的像。自然界的光对我们的眼睛大有裨益，但我们所生活的环境中有大量的人造光源和通过各种介质折射的光，改变了光能，致使我们的眼睛看到的光的类型发生了变化。例如我们常用的电子产品，使用的光源基本为蓝色的冷光源，这种冷光源再通过冷白色的纸，其反射光源中蓝紫光更稳定，直接映射到眼内，造成视疲劳，眼部干涩。研究发现，色温、照度过低或过高是引起视疲劳、视力下降与近视度数过快增长的一个原因。

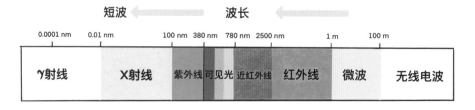

太阳光谱图

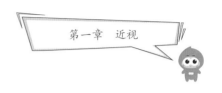

3. 光源非正确使用

（1）光照标准：如果家中或教室中的灯光为 LED 灯，首先要进行灯光改造工作，如果并不清楚自家光源的类型，或是否需要改造，可在家或教室中做光谱测试，了解光源与标准要求是否匹配。

（2）台灯的使用：要选择护眼类型的符合主光源标准要求的照度与光谱数据。台灯在使用时，应放在小朋友的左上方，确保光投射到作业本或书写本的时候，不会因为位置的关系而遮挡了笔尖与纸面接触的地方，发生头位或体位代偿，导致出现用眼问题。

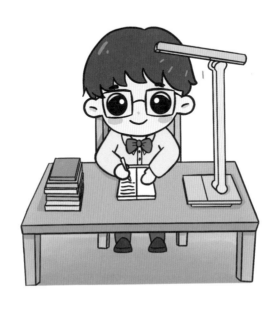

4. 睡眠用灯不标准

生物钟主要是靠光照环境来调节的，我们视网膜的光感细胞中有一种叫视黑素的物质，具有直接感光的作用，它主要吸收的是日光中的蓝色光谱，抑制褪黑素的产生，确保人在日间状态良好。而到了夜晚，没有蓝光刺激时，褪黑素分泌量增加，人体即将进入休息状态。如果在休息的房间使用的是含有蓝光的灯，会干扰生物钟，影响睡眠质量。

婴幼儿时期开房间灯睡觉，会影响孩子的睡眠质量，影响视力发育。夜间休息环境应采用低照度的床头睡眠灯或关灯。

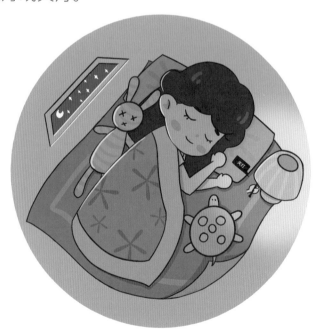

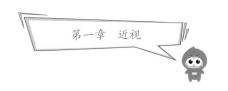

5. 桌椅与身高比例不合理

桌椅与身高比例是否合理决定了孩子的坐姿是否正确，尤其是桌子高椅子矮的情况会直接影响孩子眼睛与书本之间的距离，小朋友肘距短，比例不合理，就会导致距离过近，眼睛压力大，储备消耗过多，易发生近视。同时也影响脊柱的发育，造成脊柱侧弯。纠正桌椅与身高比例匹配度，可减少对视力发育的远期影响，避免发生驼背、侧弯的情况。建议家长给孩子准备可调节高度的桌椅，根据孩子身高的增长情况，随时调整桌子与椅子的高度。

青少年身高与桌椅高度对照表

身高	桌子高度	椅子高度
120厘米以下	60厘米以下	32厘米以下
120～129厘米	60厘米	32厘米
130～139厘米	64厘米	34.5厘米
140～149厘米	68.5厘米	37厘米
150～159厘米	73厘米	40厘米
160～169厘米	77厘米	43厘米
170～179厘米	80～83厘米	44～46厘米

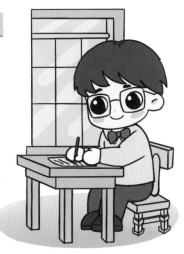

6. 握笔习惯不良

幼儿园的小朋友对笔的控制能力有限，导致最初的握笔姿势不正确，一旦养成习惯后，很难改变。最常见的握笔情况就是手指距离笔尖过近，手腕的角度不对，出现勾腕。而小孩子更多的选择是使用头位代偿，歪头或倾斜身体来写字。容易发生的后果就是双眼屈光状态不同，发生屈光参差，如若体检筛查不及时，单眼发生近视不易发觉。屈光参差大多数会造成的问题是视功能受到影响，严重的会造成眼位偏斜或者单眼废用性弱视。

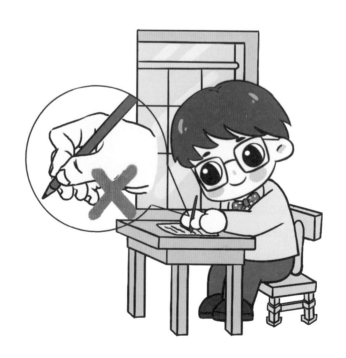

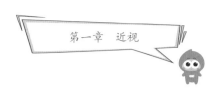
7. 运动量不足

　　喜爱运动的小朋友与不爱运动、宅家玩玩具或是看书玩手机的小朋友相比较，其视力健康程度要好很多。大量的运动可以锻炼孩子视觉与肢体的协调性，因此，应多在户外阳光充足的地方做运动，时间最好在早上 9:00 到下午 16:00 时间段内。户外自然光中的蓝绿光对青少年视力发育是有帮助的，常晒太阳对近视的预防有益，简单有效、成本低廉。

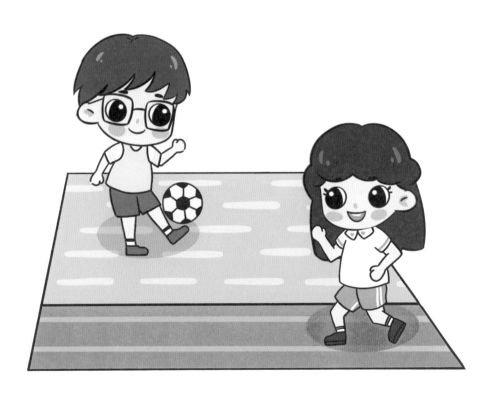

8. 其他环境因素

如地域差异及经济因素。沿海发达城市比内陆偏远地区近视患病率明显高，城市生活造就更多近视人，而农村生活则更接近自然，视野开阔，空气新鲜。生活水平、居住环境都会影响青少年的视力发育情况。胎内期的影响：母体健康与否，与胎儿近视也有关系。如果母亲怀孕时患有流感、荨麻疹、酒精中毒等病症或早产等，均可能引起胎儿近视。

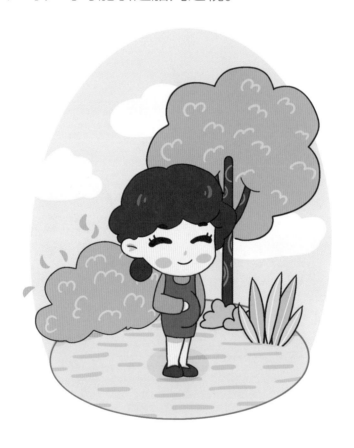

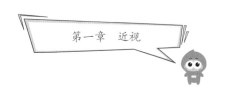

三、营养因素

营养状况：充足的营养、合理的膳食是保证眼睛健康的前提。蛋白质、维生素、钙等都是维护眼睛正常功能的营养物质，这些营养物质缺乏时，很容易诱发近视。偏食、挑食以及由于母亲孕期营养缺乏导致的发育不良都会影响孩子的视力发育。饮食习惯对视力会有改变，例如，特别爱吃甜食的或饮食结构过于精细都会影响孩子眼球跟视力的发育，易导致近视。

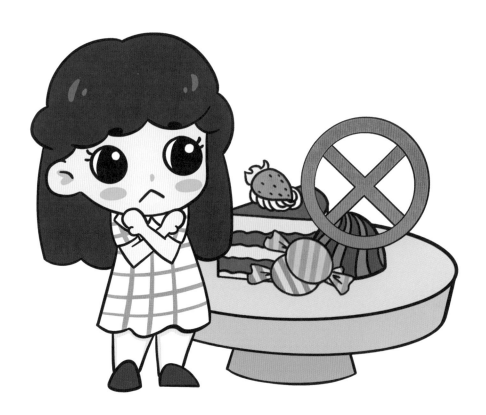

综上所述，近视的发生与发展是遗传因素、环境因素、营养因素共同作用的结果，其中遗传因素与环境因素的影响最为显著。就每一个体而言，是否发生近视，要视其近视易患度是否超过一定的阈值，如果超过即发生近视。易患度就是该个体的遗传因素、环境因素及营养因素的总和。环境相同时，近视发生率主要取决于遗传因素，父母中患近视愈多，子女近视率愈高。同样，遗传因素相同，近视发生率主要取决于环境因素，近距离用眼量愈大，近视率愈高。

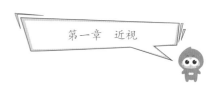

第三节　近视表现

一、看远变化

近视看远时的表现：模糊、重影。看近视力正常，近用视功能正常。视疲劳，酸胀。远、近视力交换时尤为明显。

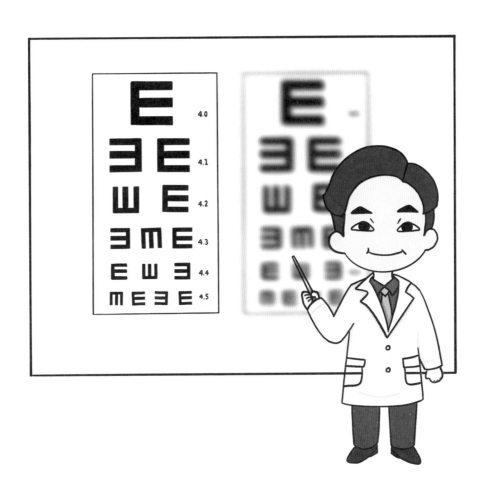

二、眼位变化

可发生外隐斜或共转性外斜，斜视眼多为近视度数高的一眼。眼位的变化会引发一系列视功能问题，如疲劳、阅读不能持久、复视等。

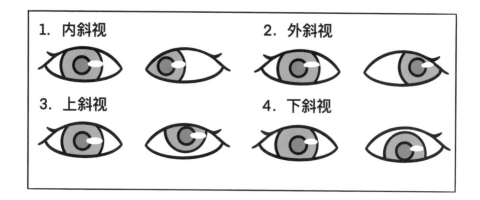

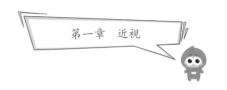

三、玻璃体变化

高度近视者常出现玻璃体液化、混浊，并发白内障而自觉眼前黑影飘动或视力下降。如出现上述表现，应及时就医，避免发生更严重的后果。

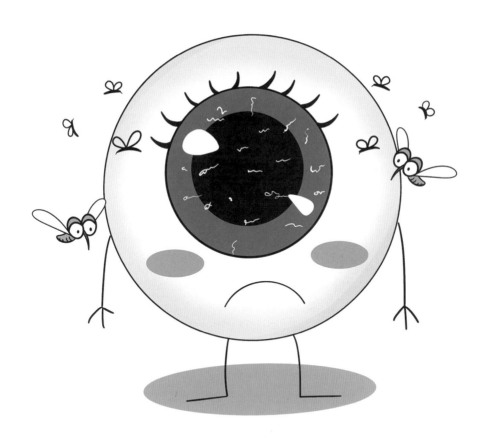

四、眼底变化

低度近视者眼底一般无变化；中度近视者眼底改变，如出现豹纹眼底、近视弧形斑等；高度近视者视神经乳头颞侧或环状脉络膜出现萎缩、黄斑变性、眼底毛细血管出血、富克斯斑，后巩膜葡萄肿，并易发生视网膜裂孔和视网膜脱离。

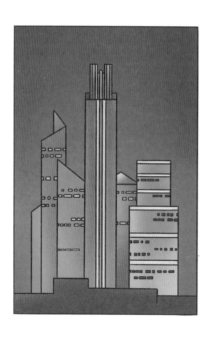 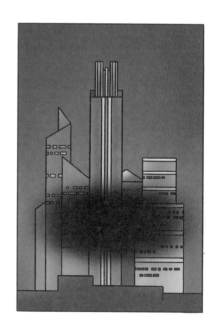

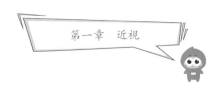

五、眼轴变化

高度近视者因眼轴长而表现为眼球向外突出，同时伴前房较深和瞳孔较大，且对光照反应速度略滞后，容易发生眼轴进行性增长，成年后屈光度仍会增长，不如中低度数患者成年后光度稳定性好。

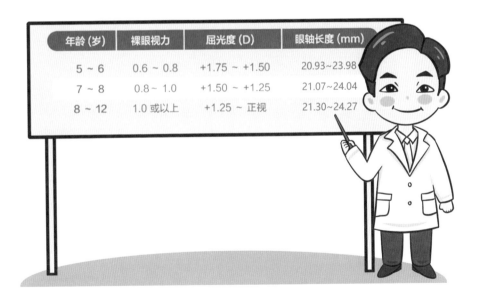

年龄 (岁)	裸眼视力	屈光度 (D)	眼轴长度 (mm)
5 ~ 6	0.6 ~ 0.8	+1.75 ~ +1.50	20.93~23.98
7 ~ 8	0.8 ~ 1.0	+1.50 ~ +1.25	21.07~24.04
8 ~ 12	1.0 或以上	+1.25 ~ 正视	21.30~24.27

六、经常眯起眼睛看东西

小朋友出现经常眯眼的情况时，应予以重视，因为眯眼时眼睑可以遮挡部分瞳孔，这样就能减少光线的散射，从而可以暂时提高和改善视力。因此，当您的孩子经常眯眼看物体时，应考虑到其可能患了早期近视或者存在散光的情况，应该到就近的眼科医院、门诊做详尽的筛查。

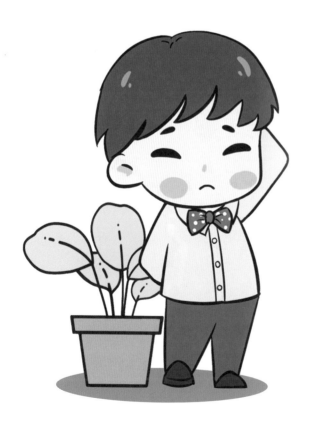
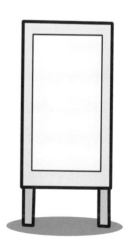

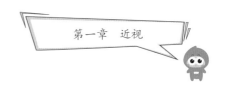

七、频繁眨眼

频繁地眨眼在一定程度上可以保持泪液的充盈程度，一过性改善视力、舒缓疲劳。因此，当您的孩子出现频繁眨眼的症状时，应注意观察，持续出现一周，应考虑带他去做全面眼部健康筛查。

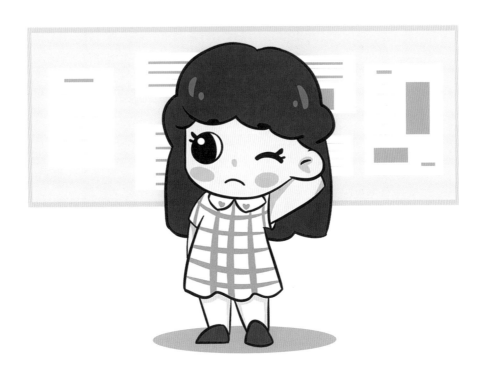

八、经常揉眼睛

有的孩子因为近视而看不清物体时，也会采取经常用手揉眼睛的方式缓解，目的是更好地看清物体。揉眼睛会适当帮助调节，尤其是近视初发阶段。当发现您的孩子经常揉眼睛时，应及时带其去医院检查视力。

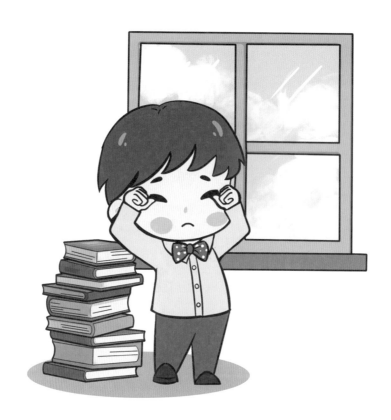

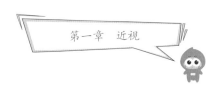

九、经常歪着头看物体

近视刚刚发生的儿童常常会歪着头看物体。这是因为歪着头看物体可以减少物象表面反射的散乱光的干扰，主观感觉视力会好一点儿。因此，当发现孩子经常歪着头看物体时，一定要带其去医院检查视力，及时纠正孩子不正确的姿势。错误的姿势会导致视力发育出现双眼参差不齐，也影响形象。

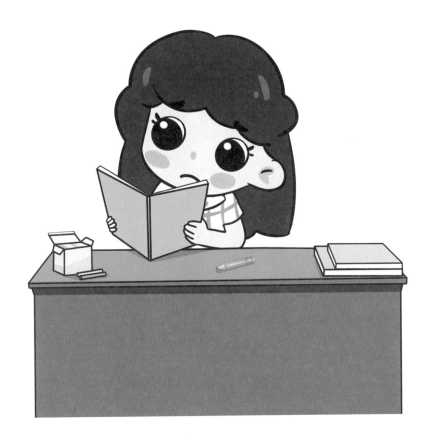

十、经常皱眉

一般患有近视的儿童有皱眉的习惯，这是用来改善裸眼视力的一种下意识动作代偿。但经常皱眉会使眼外肌压迫眼球，不但不能改善视力，而且会加快近视的增长速度。因此，当发现您的孩子经常皱眉时，要及时带其去医院检查视力，并帮助其改掉经常皱眉的毛病。

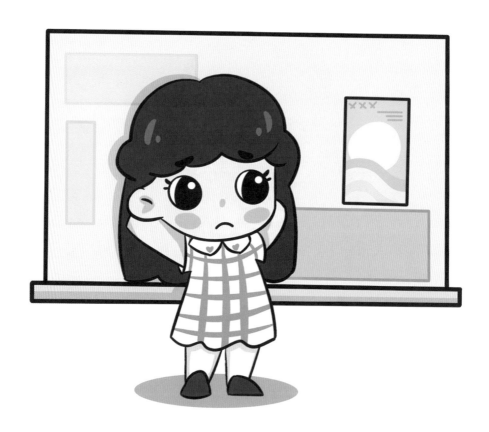

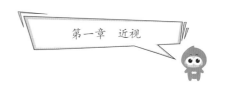

十一、经常拉扯眼角

部分孩子近视以后，常会用手向外侧拉扯眼角。因为这样做可以出现同歪头、眯眼一样的效果，属于屈光代偿的一种，因此，当发现您的孩子有拉扯自己眼角的动作，且连续发生一周以上时，可能他已经近视了，需要到眼科医院、门诊寻求正确的帮助。

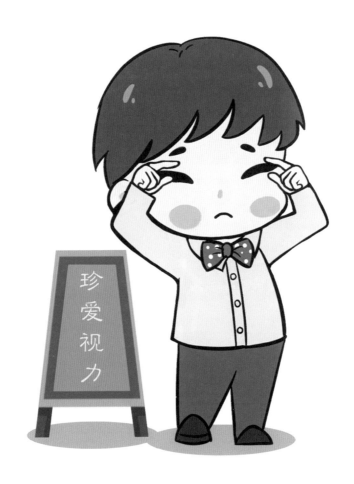

十二、近距离看书写字

当您的孩子看物体时总要跟物体贴得很近，读书写字时常常抱怨屋子里的光线太暗时，要考虑到您的孩子可能患有近视，这是儿童近视眼常见的表现。一旦近视以后，其眼部的视觉质量和明暗度的感官都会受到波及。

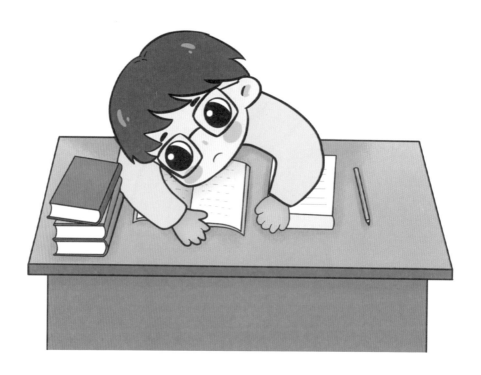

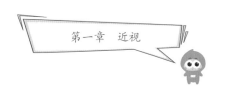
第四节 近视的危害

视力低下、眼睛经常干涩和疲劳，会影响学习、生活和工作。长期戴镜，会导致生活、工作不便。近视患者其白内障、青光眼的发病率明显高于正常人。

中高度近视，特别是高度近视，容易引发玻璃体混浊、视网膜出血和脱离而致盲。据统计，由于近视导致的眼盲，已仅次于白内障、青光眼而居第三位。上述危害会严重影响孩子的身心健康。

近视后，对视力有相关要求的院校不能报考，参军也会受限。

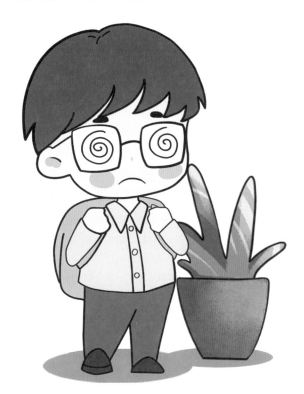

第五节　近视的预防

一、为什么要预防近视？

青少年近视发病率在中国一直居高不下，作为全民健康的重点改善问题，近视的预防从国家层面讲关系民生，从人民层面讲关系个人身心健康。由于近视发病的年龄越来越低，出现了远视储备不足、眼轴敏感期增长速度快的情况。而近视的发病年龄决定了远期评估其发育数值，发病年龄越早，成年后屈光度数值越大，成为高度近视的概率越大，这为后续的并发症提供了更多的可能性。近视作为致盲率第三高的眼部慢性病，已经成为重点关注病种。近视一旦发生，被确诊为真性近视，就无法治愈，且极有可能遗传给下一代。

从已有的近视防控成果数据分析，成年时近视度数在300度以内的轻度近视患者，因屈光不正发生眼底病的概率极小，如果近视度数在中度以上，眼底并发症风险明显增高。事实证明，近视发生得越晚，近视增长空间和幅度就越小，其涨幅越少，成年后度数就越低，并发症风险越低。推迟近视的

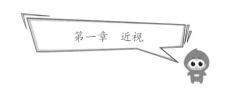

发病时间是近视预防的重要一环，所以近视预防应从小做起。早建档，早干预。

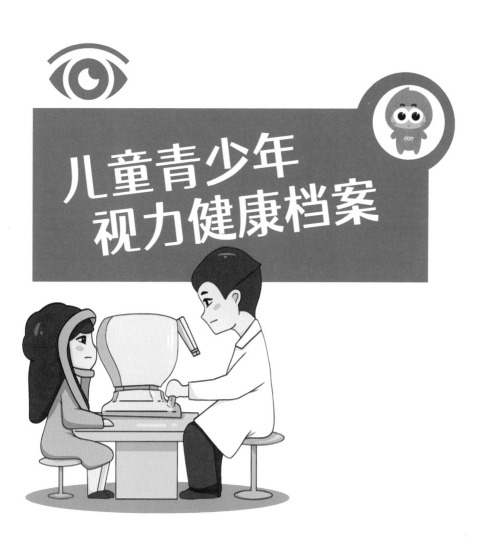

儿童青少年
视力健康档案

二、什么时间段开始预防最科学？

幼儿：0~3 岁，是小朋友身高、体重生长最快的阶段，也是眼球发育速度最快的阶段。近视的发生与眼睛的发育相关，而这一阶段的环境因素对眼球发育会产生巨大的影响。

还需要注意的是视力的标准值问题，0~3 岁孩子的视力正常值是以不低于同年龄下限为宜。7 岁以下儿童的裸眼中心远视力下限是（年龄 +1）×0.1。也就是 3 岁不低于 0.4，2 岁不低于 0.3。

	年龄	国际标准视力
幼儿期	1岁	0.2 ~ 0.25
	2岁	0.3~0.5
	3岁	0.4~0.6
学龄前	4岁	0.5~0.8
	5岁	0.6~1.0
	6岁	0.7~1.2

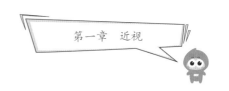

学龄前：3~6 岁，眼球开始了它一生中第二个高速发育的阶段。此时儿童的生活方式将发生巨大的变化，他们进入幼儿园开始群体生活。近视防控的措施重点也随着发生变化，家长为孩子选择幼儿园应该注意课程安排和硬件条件，要选择那些户外游戏活动多、室外活动场地大的，保证孩子每天有不少于两小时的户外活动。

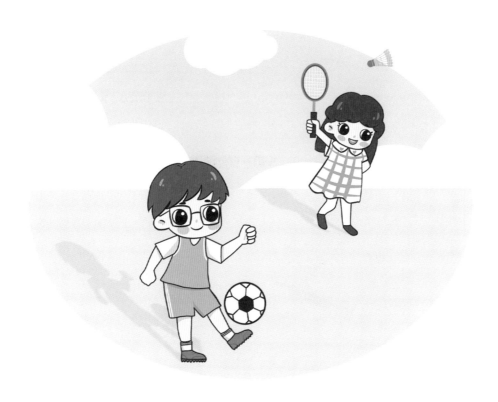

三、近视预防的干预方法

1. 环境干预

适合的照明环境应该是什么样子的？

对于不同环境下光源的照度，要按照眼健康的标准进行，不同的照度适合不同的用眼环境，比如在日间，应调整到相对高的照度条件下用眼，室内最低照度要保持在 300 lux，最高不要超过 500 lux，光照过高，也会不同程度地引发眼部疲劳。

除了环境灯光之外，也要注意我们使用的反光的相关媒介。对学生来讲，最常接触的就是用于书写、阅读的纸张。学生用作业本的相关光谱应在 530~580 纳米光谱的黄色光谱带中，这样可以有效减少因为纸张颜色过白，产生的蓝光反射。

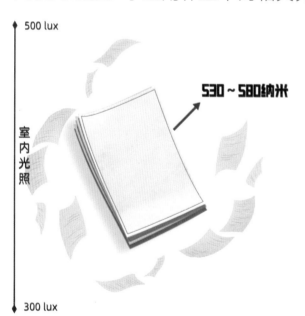

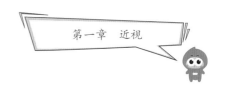
2. 行为干预

为什么要保持正确的坐姿？

正确的坐姿是脊柱自然弯曲，保持头与坐位重心点一致，既不强挺腰背，也不俯身趴在桌子上。这样可以减少因坐姿不正确导致的疲劳。为了让孩子养成良好的坐姿，家长跟老师需要提高重视程度，坚持管理一段时间，使孩子形成好习惯。

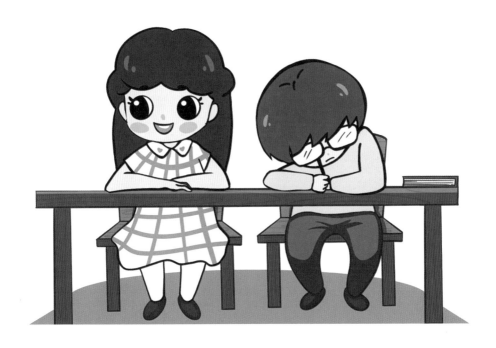

（1）习惯干预

怎样管控用眼时间？

对用眼时间的管控，在设计课堂时间上表现得最为合理，一般一堂课的时长设计为45分钟，其由来是根据眼的看近耐受力评估的。实践证明，连续用眼45分钟后做远眺，可以有效舒缓因为近距离用眼导致的调节疲劳。同时，一个人大脑最长的专注力时间在45分钟到60分钟之间，超过这个范围，学习效率也会降低。

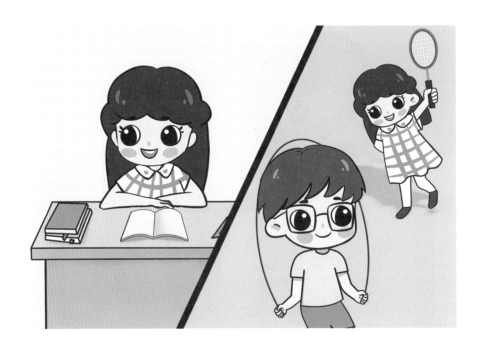

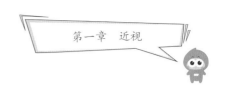

（2）饮食干预

①饮食营养对眼睛发育有什么影响?

首先从发育的角度讲，良好的饮食习惯可以使身体营养均衡，使身体各个器官健康发育。在眼的形成过程中，胚胎发育阶段，母亲孕期营养不良，过度孕吐或严重偏食，都可能影响孩子的眼睛发育。孩子出生后至成年以前，饮食习惯一定程度上会影响视觉健康。特别是偏食严重，缺乏主要微量元素的人群。

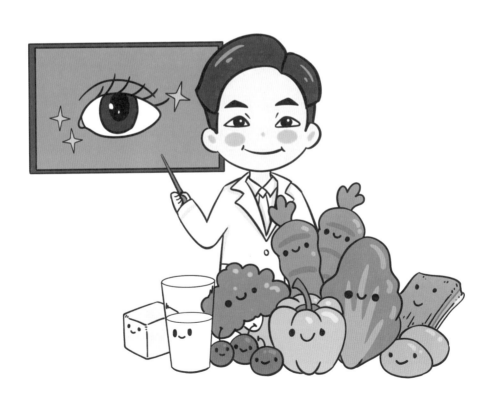

②良好的饮食搭配

良好的饮食结构是：多吃蔬菜（绿叶蔬菜和根茎类蔬菜为主）、水果（红色或橘红色果实有利于视力发育）、坚果、豆制品、蛋、奶、粗粮；适当摄入肉类，肉类中以白色肉类为好，如鱼、鸡肉等；红肉适量摄入为好，如牛肉、羊肉。少吃辛辣刺激食品，少吃甜食或加工过于精细的食物，如蛋糕、软饮等。特别应注意适量摄入胡萝卜素、叶黄素等对眼睛健康有帮助的微量元素。

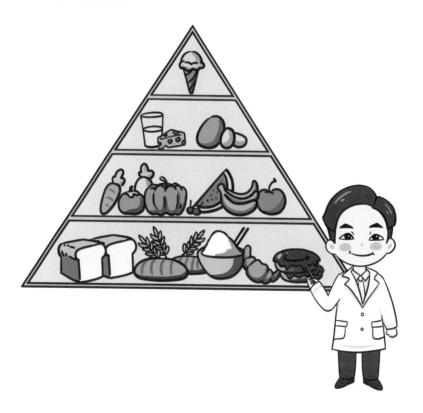

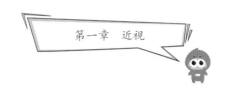

（3）户外运动干预

①户外运动应该注意什么？

户外运动可以让小朋友在阳光下活动，玩耍、散步都可以，每天的时间保障为累计 2 个小时。

户外活动时间是预防近视的关键，与具体活动形式无关。只要身处户外阳光的环境中，即便不做任何运动，也能有效预防近视。

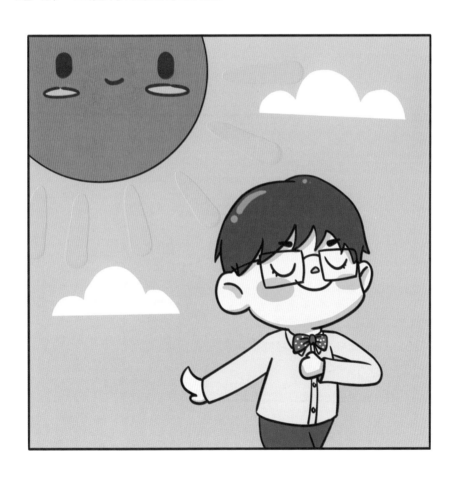

②哪些户外运动效果好？

打乒乓球、羽毛球效果好，因为在打球时，双眼以球为目标，不停地做远近调节运动，可以改善睫状肌的紧张状态，使其放松和收缩。眼肌也可以不断活动，促进眼球组织的血液循环，提高眼睛视敏度，消除眼疲劳，从而起到预防近视的作用。篮球、网球等球类活动也都有类似效果。即便不做任何运动，在户外静坐，也有预防近视的效果。

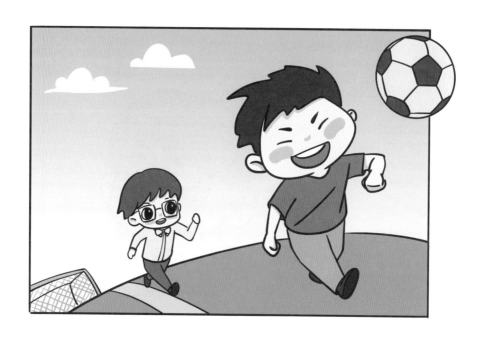

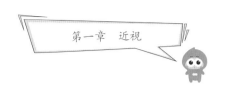

（4）物理干预

眼部按摩：适度的眼部按摩可以起到舒缓眼部疲劳的作用，对眼周穴位点进行有效刺激，可以疏通由于眼肌过度紧张导致的瘀阻。眼保健操就是基于中医按摩学位的理论，提炼并运用在学校学生日常保健中的。

眼操：包括动眼操、爱眼体操。时常做眼操，可以全方位锻炼眼外肌，舒缓肌肉因保持同一动作导致的僵化，有效排出因此而产生的自由基。第一次做眼操或者是用眼过度后做眼操，眼部会有酸胀感，这是改善肌肉疲劳的表现。

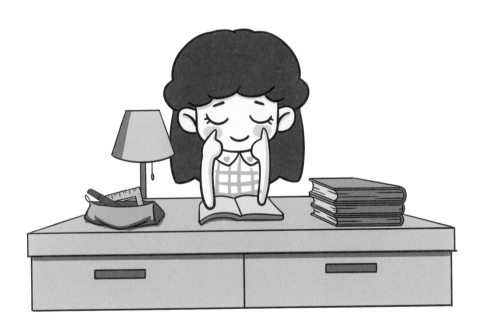

四、关于近视矫治与防控的错误认知

1. 近视建档有什么意义？建不建档也不能改变孩子已经近视的事实

早建档是青少年近视防控的起点，建档后定期筛查，可以直接记录孩子的视力发育情况。

屈光发育档案的建档时间应该在孩子 3 周岁就开始。建档后，原则上要求每 3 个月到医院做一次眼健康检查，保持每年至少 3 次的检查，有问题会及时发现，早预防、早治疗。主要观察的数据以视力的远视储备值的变化量、近视度数的变化量、眼轴发育的变化量为主。

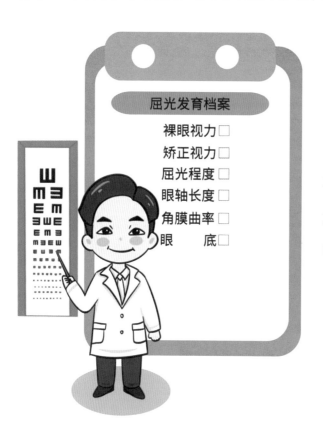

屈光发育档案

裸眼视力□
矫正视力□
屈光程度□
眼轴长度□
角膜曲率□
眼　　底□

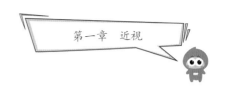

2. 近视可以通过治疗训练来替代眼镜的矫正

很多家长在孩子近视之初都希望通过训练能够挽回已经下降的视力，这是对近视不了解。实际上，近视一旦发生即不可逆转，若采取不当的治疗，反而会促使近视度数增加。视觉训练对屈光度的变化没有实质性的改变，可以在近视发生早期阶段，通过训练改善裸眼视力，但不能更改屈光量的变化。近视以后应该选择正确的验配度数。控制近视的关键在于使用准确的光学矫正方法控制，任何手段都不能将近视治愈。

眼肌运动训练图

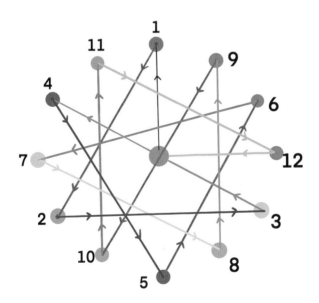

3. 近视后戴眼镜就摘不掉了

近视了不能戴眼镜，不然会摘不掉眼镜，这是一个长久以来被家长误解的问题。这种认知是错误的，近视以后，需要矫正才能看清楚目标。如果对框架眼镜有抵触或是觉得会影响小朋友的鼻梁发育，可以采用接触镜来完成。但近视以后不矫正会引发一系列问题，例如眼位问题，长期不矫正会引发废用性弱视，严重影响生活质量。

家长应放下偏见，接受事实，积极配合矫正治疗。

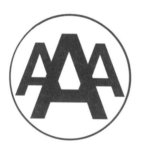
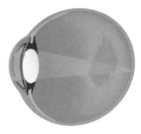

配矫正的看

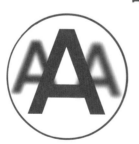
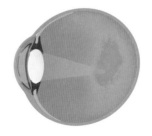

不配矫正的看

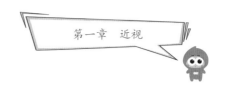

4. 近视镜越戴度数越大，戴镜以后眼睛会变形

近视度数的大小，与戴镜与否没有关系。与用眼方式、近距离用眼时间、身体发育等诸多因素有关，戴镜这个行为本身不会使度数增长。戴镜可以帮助看清远处的物象，减少疲劳，有助于近视度数的稳定。

感觉戴镜与摘镜相比，眼睛大小有变化，是因为近视镜片采用的是凹透镜，具有使物象看起来缩小的光学特性，在视觉上带给他人错觉。眼睛的外在形象不会因为戴不戴眼镜而发生变化。

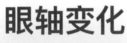

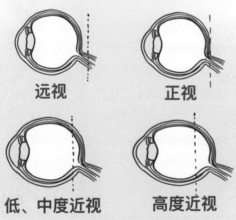

远视　　　　　正视

低、中度近视　　　高度近视

5. 近视后不用控制，长大以后直接做手术就可以了

这是个错误的观点，近视控制的目的并非只为了度数本身的多少，更重要的是减少因近视带来的相关并发症。比如飞蚊症、青光眼、白内障、网脱等具有严重后果的疾病。

另外，近视手术并非全能的办法，在整个术前筛查阶段，就有很多因硬性指标要求不达标而不能做手术的人。所以近视防控的目的是减少青少年近视眼的发病率，减少高度近视的发生率。如果近视在中低度范围内，能做手术的概率也会提高许多。

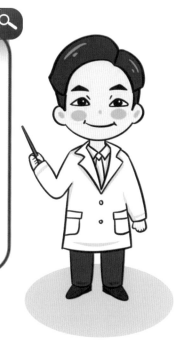

● 存在下列情况中任何一项者，不得接受手术：

1. 眼部活动性炎症
2. 眼周化脓性病灶
3. 严重的外眼疾病:如眼睑缺损、畸形、慢性泪囊炎等
4. 已确诊的圆锥角膜
5. 对于LASIK，中央角膜厚度<480 μm，或预计角膜瓣下剩余基质床厚度小于250 μm
6. 未受控制的青光眼
7. 未受控制的全身结缔组织病及严重自身免疫性疾病
8. 未受控制的糖尿病
9. 全身性感染性疾病

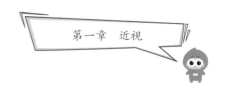

6. 散瞳对眼睛有伤害

散瞳对人眼是没有伤害的，散瞳后会有看近困难、畏光等一过性症状。

家长在发现孩子近视时，首先要区分孩子是真性近视还是假性近视。在近视早期阶段的孩子中，半数以上是假性近视或近视中包含假性成分。家长千万不要盲目地去配眼镜，而应该带孩子去专业的眼科机构进行散瞳验光。散瞳验光不仅可以确诊屈光不正的类型，即近视、远视、散光，还可以获得准确的屈光度数。

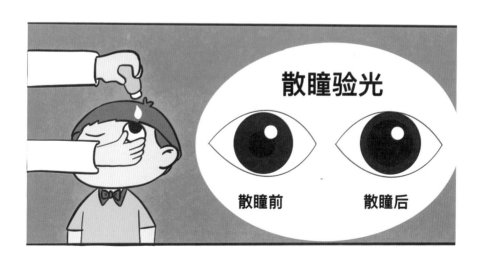

7. 散瞳哪里都可以做

散瞳是一种医疗行为，无论哪一年龄段的人群，需要散瞳者一定要去正规眼科机构，而且要在专业眼科医生指导下进行。

散瞳能够使睫状肌放松，消除调节痉挛，使验光结果更客观、真实地反映出孩子眼睛的度数，是国际公认的诊断近视的金标准。尤其是初次验光，或有远视、斜视、弱视和较大散光的儿童，一定要进行散瞳验光。

散瞳后应注意做好强光防护，正确的防护方法是外出时戴遮阳镜，不能看手机、电视等强光电子产品。

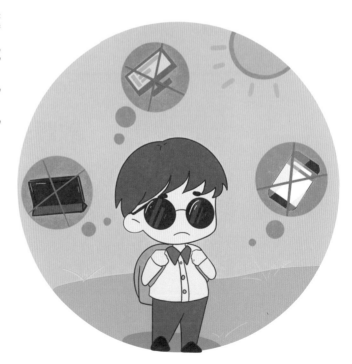

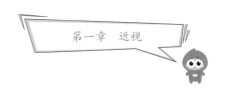

8.孩子说能看见黑板，暂时不用矫正

看得见不等于看得好。而且多数情况下孩子出于某些原因，不想让家长知道自己已经近视的事实。我们应该以近视的实际情况来判断是否要戴镜矫正，尊重检查结果，及时发现，及时矫正。如果在早期发现近视但选择不配镜矫正，第一，容易出现眼位问题，会导致外隐斜，影响双眼视觉的发育。第二，度数增加到一定程度，很难一次将必需的屈光度足矫，后续也容易引起孩子对矫正视力的抵触，影响孩子的视觉发育。

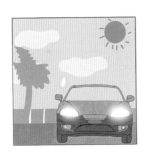 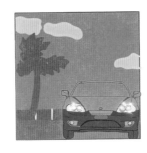 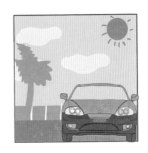

9. 知道孩子近视，管理一下用眼习惯就好了

如果小朋友已经被确诊是真性近视，首先要确认的是他们的习惯已经形成，才会导致他们出现视力不良，此时管理已经来不及，不采取恰当的方式，不能有效地针对已发生的事实做出合理治疗，只会耽误孩子的矫正，错过关键防控期。

管理一下习惯是对的，但也需要家长配合医生做出正确的管理方案。同时更需要的是坚持不懈。

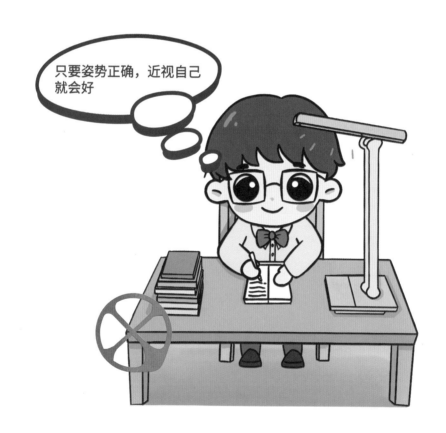

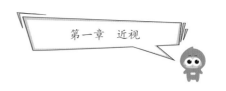

10. 配镜不能矫正到 1.0，低配更好适应

低配好还是足矫好，目前在临床上尚无定论，但大的前提是一定不能过度矫正，因为过度矫正一定会导致近视度数加大，最早提倡欠矫是因为行业从业人员水平不一，对足矫是不是过度不易判断，但欠矫是容易做到的。理论上不论是成年人还是青少年，都应当遵从近视矫正要足够的原则。

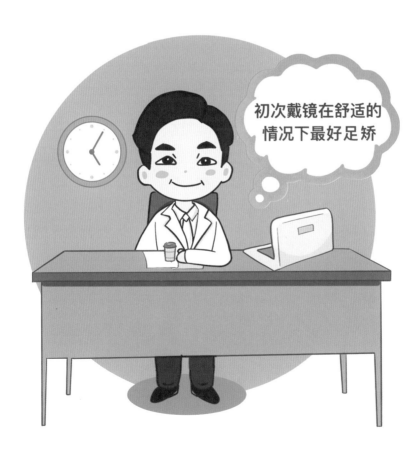

初次戴镜在舒适的情况下最好足矫

11. 孩子虽然是大散光，裸眼视力却比较好，可以不配镜

在日常接诊的过程中，我们常常会接触到此类患者：散光度数较高，250 度到 300 多度的较为常见，查裸眼视力在 0.7~0.9 左右。此时我们给孩子下处方配镜，很多家长是不能接受的，他们认为裸眼视力好就足够了。但事实上，高度散光的患者其视力测量是存在误差的，因为常规查视力所用的视标为 E 字标，只有四个方向，且散光仅仅是某个方向上看得不清晰，即便是猜，也有一半的正确概率。因此，测得裸眼视力与真实的视觉质量实际误差较大。患有大散光的人，不能把裸眼视力作为配镜的判断标准。使用眼镜矫正散光，可以切实缓解孩子的视力与视觉质量问题。

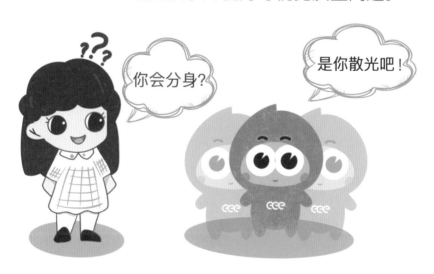

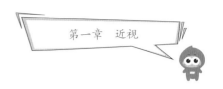

12. 散光不比近视危害大，无须重视

由于散光是一个方向上的屈光不正，不会像近视一样，通过距离的减少而提高视力，散光更多时候表现为看远不清楚，看近也一样不清楚，会出现重影、头痛、眼睛酸胀等症状，与其说散光会影响清晰度，不如说散光带来的更多是视觉干扰。由于大脑在不断地修补散光造成的成像不清晰，才会出现上述各种症状。

对儿童散光的矫正，我们可以在使用方法上予以指导，如果孩子天性爱动，且运动量大，可建议在其运动或者外出玩耍时，摘掉眼镜。但是在看远处和近处精细目标时，必须戴眼镜以提高视力和视觉质量。

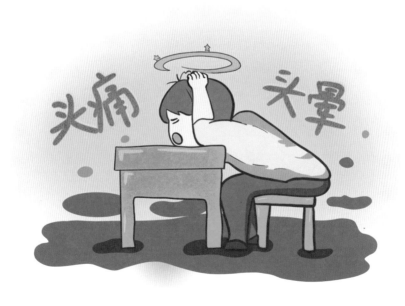

13. 近视度数小，配镜可以上课戴，其他时间不戴

首先要确定视功能情况，如果属于容易疲劳的类型，同时眼位存在外隐斜，即便度数很小，也要常戴。

一些家长认为"孩子是低度近视，视力不算太差""戴上眼镜后再摘下眼镜，发现视力变差了"，干脆让孩子先不要戴眼镜。由于这些观念的影响，有一些近视的孩子没有戴眼镜。近视的孩子如果长期不戴眼镜，视网膜一直都成模糊像，大脑中枢会通过一定的补偿机制（例如动眼调节、眯眼、歪头等）来改善这种模糊的像，从而提高视力，长时间会导致视疲劳，可能造成近视度数增长。

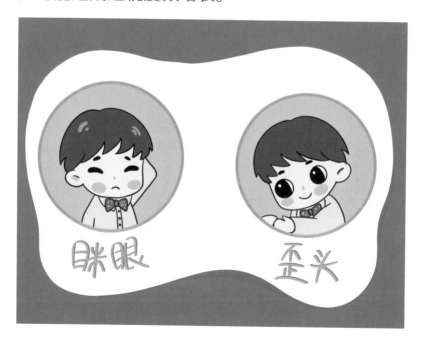

眯眼　　　　歪头

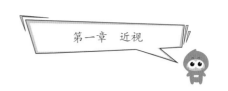

14. 父母都不近视，孩子不会变成高度近视

孩子是否会变成高度近视，遗传是有一定影响的，但并非只有遗传一个因素。首先要了解近视的发生是由环境刺激主导的，再结合不良的行为习惯和饮食习惯就会诱发。近视在遗传方面表现为隐性遗传，有隔代遗传的可能性。

近视度数的大小与发病年龄有直接关系。如果发病年龄早，病程长，就可能发展成为高度近视。如果想了解孩子是否有高度近视的可能，可以通过基因检测来预判。如果检测结果显示具有高度近视的中高风险，我们在近视防控方面就应积极采取良好的防护措施。

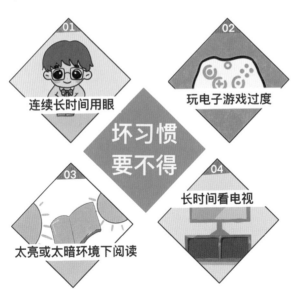

15. 早期发现孩子属于高度近视风险人群，少学习就可以了

儿童近视后，早期评估的结果即为高度近视，家长采取不学习或者少学习的方式究竟对不对？首先，我们要了解近视爆发的主要原因是环境因素，因为人们用在学习新知识方面的时间越来越多，同时随着科技的进步与信息网络化，看近的时间越来越多，不单纯是在校学习需要大量用眼，就算是平时的生活，也需要大量的近距离用眼。所以，即便是不读书，也不可回避用眼的问题。

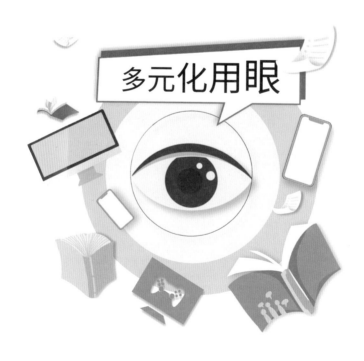

多元化用眼

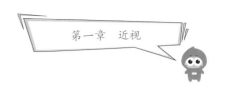
五、常见的近视防控相关问题

1. 优生优育可减少儿童近视吗？

孩子得了近视眼，埋怨父母，是有一定道理的。长期以来，已有不少调查证实，近视眼的发生有一定家族性：父母亲均为近视，子女患近视的多；父母亲均无近视，子女患近视的少；父母一方有近视，子女患近视介于上述两者之间。所以，儿童近视与父母关系十分密切。

由于父母婚姻不当，妊娠期不良而造成儿童眼睛畸形、斜视、屈光不正、弱视等为数不少。为了造福子孙后代，优生优育十分必要。

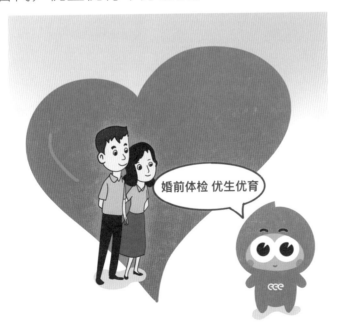

2. 什么是远视储备？

新生儿眼球较小，眼轴长度并未达到成人水平。此时新生儿的双眼处于远视状态，这是生理性远视，也称之为"远视储备"。而后随着生长发育，眼睛的远视度数逐渐降低而趋于正视。远视储备是"对抗"发展为近视的缓冲区，所以为孩子保留适量远视储备非常重要。我们应该明确，远视储备是指生理性远视的度数，而不是视力检查的结果。

学龄前的儿童标准视力与成人有所区别，其标准视力与年龄有关。

当然，并不是远视储备量越高越好，每个年龄段的孩子的远视储备量可以参考下表。如4~5岁的儿童生理屈光度为150~200度远视，则有150~200度的远视储备，如果此年龄段儿童的生理屈光度只有50度远视，意味着其远视储备消耗过多，有可能较早出现近视。

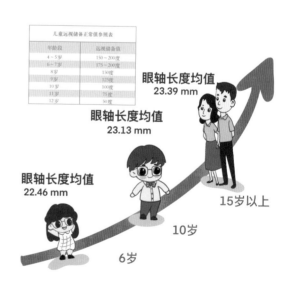

儿童远视储备正常值参照表

年龄段	远视储备值
4~5岁	150~200度
6~7岁	175~200度
8岁	150度
9岁	125度
10岁	100度
11岁	75度
12岁	50度

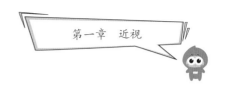

3. 怎样保护远视储备？

家长应该树立在孩子学龄前期即开始预防近视的理念，不要等到孩子真的近视了才去采取措施。保障每天不少于 2 小时的户外活动，就是一种有效的为孩子保留合适远视储备量的方法。

另外，孩子小时很难注意自己的用眼姿势。用眼距离太近、姿势不良，都可能增加近视发生的危险。建议家长培养孩子正确的用眼习惯和姿势，做到"三个一"——身体距离桌子一拳远、眼睛距离桌面或书本一尺远、握笔时手指距离笔尖儿一寸远。

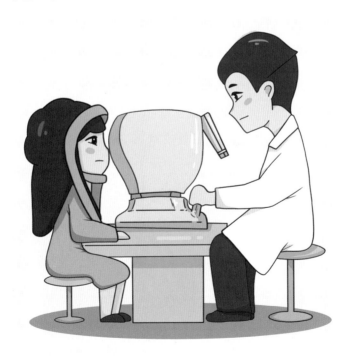

4. 被确诊为真性近视，视力还能再恢复正常吗?

很多家长一听到孩子近视了，就非常着急，看到市场上涌现出五花八门可以治疗近视的产品，家长盲目偏信，不愿意接受需要戴镜矫正的事实，甚至求助偏方。从近视的原理来说，如果您的孩子已经确诊了近视，那么在目前医疗技术条件下近视是不可逆的！大多数孩子为轴性近视，即以眼轴增长为特点的近视，就像孩子的身高不会变矮，眼轴变长了也不会再缩短。

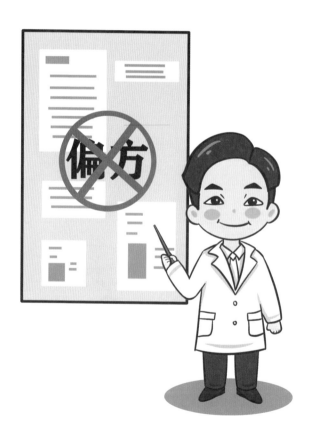

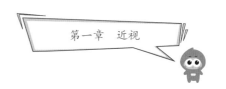

5. 近视度数增长多少应该算作异常增长?

儿童因为处在近视发育的关键期，近视后度数变大是常见现象，光度增幅每年 50~100 度较为常见。如果每年的增幅在 100~200 度之间，则评估为异常增长。一般这个时候，应注意观察眼轴的数据的变化幅度，如果一年增幅的数据在 200 度左右，须采取高管控效果的方式——角膜塑形镜来解决。

可怕的近视度数的增长!

年龄	以最低50度增加	以每年平均50度增加	以75度增加	以每年平均75度增加	以100度增加	以每年平均100度增加
9岁	100度		100度		100度	
10岁	150度		175度		200度	
11岁	200度		250度		300度	
12岁	250度		325度		400度	
13岁	300度		400度		500度	
14岁	350度		475度		600度	
15岁	400度		550度		700度	
16岁	450度		625度		800度	
17岁	500度		700度		900度	
18岁	550度		775度		1000度	

6. 孩子眼健康档案建立后，最主要的检测指标是什么？

孩子眼健康档案建立后，应当定期检查的指标有客观屈光值（电脑验光数据），裸眼视力、屈光度数、眼健康检查、眼底镜检查、角膜曲率检查、眼轴检查、基础视功能检查。但对近视防控指标最具有指导意义的是眼轴检查，我们可以通过分析眼轴的变化来确认其发育速度，评估其是否有可能成为近视患者。建议12岁以下孩子每半年做一次眼轴数据测量。

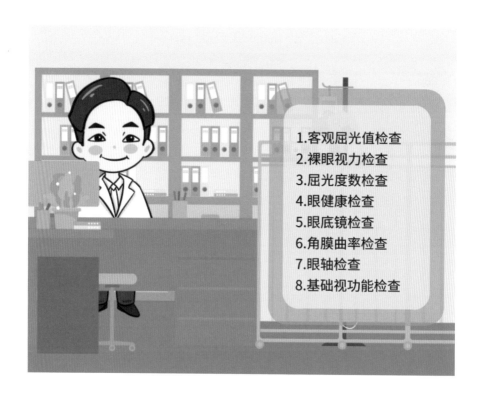

1. 客观屈光值检查
2. 裸眼视力检查
3. 屈光度数检查
4. 眼健康检查
5. 眼底镜检查
6. 角膜曲率检查
7. 眼轴检查
8. 基础视功能检查

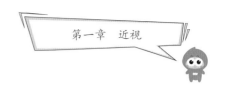

7. 怎样认识电脑验光单与配镜处方单？

家长拿到孩子的电脑验光单和配镜处方单时，看着上面的术语、数字，一头雾水。学会看懂这些单子，就能更好地了解孩子的眼睛状况。下面将简明地解读：

电脑验光单解读："R"代表右眼，"L"代表左眼，"S"代表近视或远视度数，"C"代表散光度数，"A"代表散光轴向，"PD"代表瞳距。近视或远视度数、散光度数和散光轴向一般会连续测量 3 次，出现 3 行数据，紧接着第 4 行数据为前 3 次测量数据的平均值（如图所示）。其中，"S"下面对应的数值前如果是"-"，则表示近视，如果是"+"，则表示远视。比如右侧验光单中，"S"下面对应的数值是 -5.00，表示近视度数 500 度，"C"下面对应的数值是 -1.00，表示近视性散光 100 度，"A"下面对应的数值是 89，表示散光轴向在 89 度轴的位置。

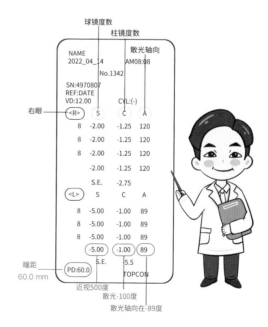

8. 孩子长个子时近视了，应该注意哪些问题？

孩子身高长得较快的几个关键阶段分别是儿童阶段的 6~9 岁、青春期阶段的 12~18 岁。儿童阶段女孩生长的速度要比男孩快，通过身高增长的峰值曲线也能看出女孩会比男孩早 2 年左右。而眼轴的增长会在身高增长前出现发育较快的情况，一般眼轴发育早于身高发育 1~2 年。

我们应该在身高增长峰值来临之前就做好近视防控。另外女孩从身高发育到青春期的开始都要早于男孩，发生近视的风险要高于男孩，通过实际统计数据总结也是女孩的发病率高于男孩。

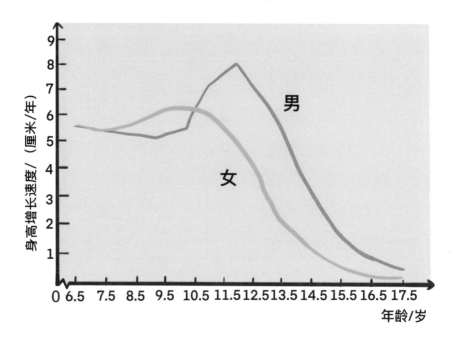

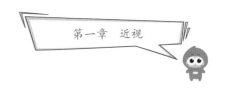

9."目浴阳光",究竟怎么"目浴"才合理?

　　理论上讲,让孩子每天在户外的时间应在 2 小时以上才能充分起到预防近视发生的作用,但事实上很多在校学生的户外时间是不能够做到标准时长的保障的。如果小课间不能做到去操场运动,可在室内窗前做远眺,多看阳光下的绿植。大课间或午休时间,尽量多在户外活动。周末或者假期期间合理安排作息时间。特别要注意的是, "目浴"阳光是在自然光的环境下来做,应当鼓励孩子多到户外活动。

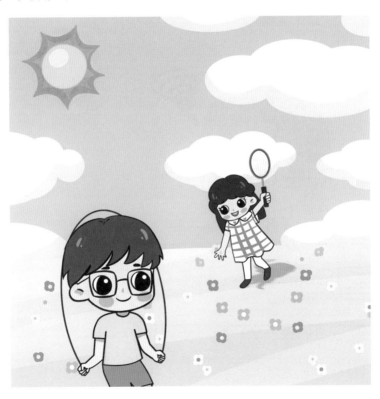

10. 提前接触书本上的学习内容就是赢在起跑线上了吗？

在德国，幼儿教育中如果出现学龄教育才教授的内容是违法的，这既不符合儿童心理、生理发育的自然状况，也不符合人眼视力、视觉发育的规律。

提前给孩子教授课本上学习的内容，容易导致的直接问题是近距离用眼时间增加，眼球发育必需的储备值消耗过早。另外，大脑对四肢的协调功能也没有健全，手、脑合作做精细的动作（书写动作）会显得格外吃力，直接的结果是握笔姿势出现错误，然后导致视距、坐姿、头位不正确。控笔能力不好，也会增加孩子手指的压力，最常见的问题是导致近视早发，远期评估发生高度近视的概率增加。

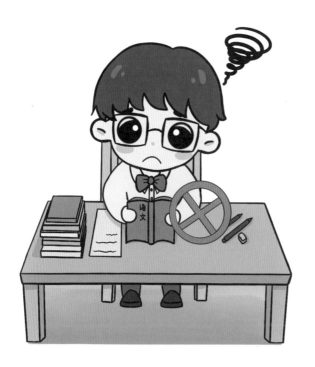

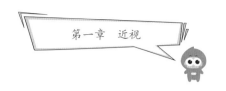

11. 幼儿视力筛查的基本要求有哪些?

由于学龄前儿童年龄小, 常常不能准确地表达看不清楚的感受, 导致家长很难发现孩子的视力问题。因此, 给孩子定期做视力检查是早期发现学龄前儿童近视或其他眼病简单、有效的方法。

理想状态下, 正常出生的宝宝, 在 6 个月时应到医院进行屈光筛查。如果宝宝屈光状态正常, 可以每隔 6~12 个月做定期检查。

3 岁左右, 小朋友要跟着爸爸妈妈学会辨认视力表, 每 6~12 个月定期检查视力和屈光度。家长要把孩子每次的视力和验光结果保存好, 根据时间建立孩子专属的屈光发育档案, 这对于及早发现近视、弱视等眼病尤为重要。

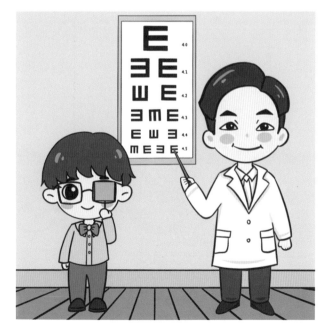

12. 高度近视的用眼注意事项有哪些?

　　高度近视在临床上是指近视度数在 600 度以上的近视状态。高度近视人群一定要减少极限运动、剧烈运动，比如蹦极、跳水、橄榄球等剧烈运动。建议高度近视者每年至少进行两次眼底检查。如果眼前出星闪感、黑影，视力下降或是视物变形等，一定要到医院就诊。

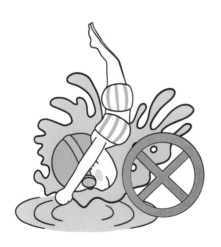

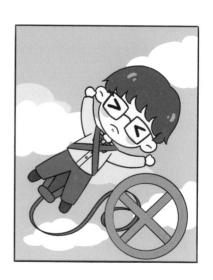

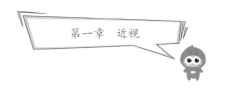

13. 防蓝光到底应该怎么防？

蓝光作为自然光中的一类组成光波段，是我们视觉成像中不可缺少的部分。将蓝光作为防护的一类光波列出，是因为越来越多的电子屏幕的使用成为我们生活环境中的常态。电子屏幕为了提高清晰程度，增加了 LED 的亮度，蓝紫光进入眼内的量要大于自然光中的量，这样就容易导致蓝光对眼底的伤害。

对青少年而言，非特殊情况，不建议使用蓝光防护镜片，因为自然光中的蓝光对青少年的视力发育有正向的影响。盲目防护对孩子的眼睛并没有实质性的帮助，反而有影响。

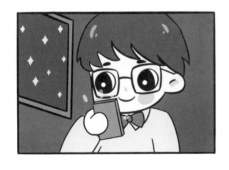

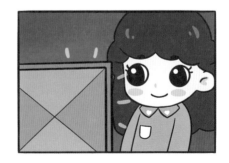

14. 防蓝光镜片的区分方法是什么？

我们能见到的防蓝光镜片分为全防护和指定波段防护，检测方式最标准的是使用光谱仪，但由于操作普及受限，更多的是使用常见紫光灯检测。全防护的紫光灯不能通过；指定波段防护的紫光灯可穿过部分，穿过的紫光对比无镜片防护时会变弱。检测时需要在紫光手柄后直立放一张白纸，做光的反射落点展示，观察紫光反射情况。无反射且蓝光穿过无减弱的镜片，不具备防蓝光功能。优质的反射类防蓝光设计镜片，只在外表面做反射设计，内表面无反射作用，避免不同方向衍射到镜片上的蓝光被反射到眼内。

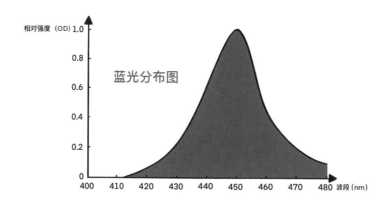

蓝光分布图

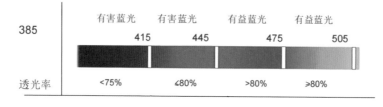

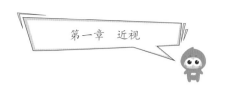

15. 怎样正确使用电子产品？

使用电子产品应该遵守"三个二十"的原则：首先应保证坐姿正确，看电子产品 20 分钟，向 20 英尺远（6.3 米）的地方望远 20 秒以上。

不要躺着、趴着或者蜷缩在沙发上看电子产品，因为不能有效地控制眼睛与屏幕的距离。姿势不正确也容易导致颈肩问题，使肌肉僵化。

长时间大量使用电子产品容易诱发急性眼部疾病，如视网膜或晶体方面的急性疾病。医生建议非必要尽量减少电子产品的使用。

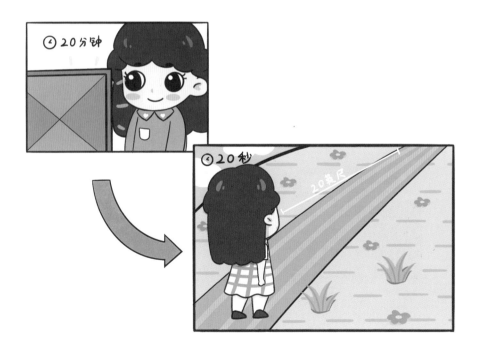

16 怎样看电视更科学？

电视机的位置和距离：电视机要尽可能放在光线比较柔和的位置，高度也要适当，不要太高或太低，电视机和人的距离应该是屏幕对角线的 5 倍。另外，看电视时，最好坐在屏幕的正前方，如果坐在旁侧，观察角不应小于 45 度。

电视机的对比度和房间的亮度：电视机的对比度太大，光线亮度不均匀，视力更为集中，容易引起眼睛疲劳。控制看电视的时间，以不高于 1 小时为宜。

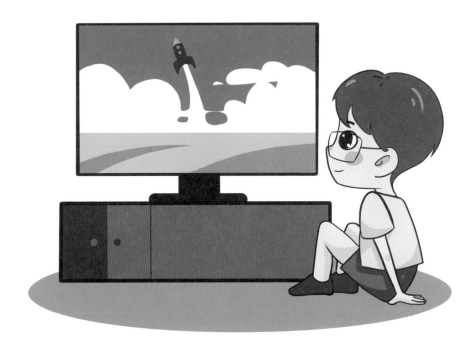

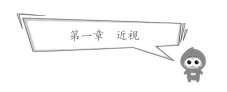

17.教室里的座次究竟是靠前些好，还是靠后些好?

很多家长对孩子的座次问题一直都很纠结，因为害怕距离黑板太近，孩子容易近视，坐在靠后的位置孩子听课效果不理想。

其实坐在靠近黑板的第一排或是坐在稍远一些的第三排以后，并不是决定孩子是否会近视的重要原因。即便是坐在最前排，距离黑板也有 2.5 米以上，并不会对视力产生直接的影响。

若说坐在最前排对视力有哪些影响的话，那应该是孩子发生视力下降后，不是那么容易感觉到，尤其是视力初期下降的孩子，因为距离近，小于 5 米，其主观上视力没有明显的不同。当坐在第一排的孩子表述看黑板不清楚的时候，就说明这个孩子的视力下降已经有较长的一段时间了，而且一般这种情况下裸眼视力多数会低于 0.5。

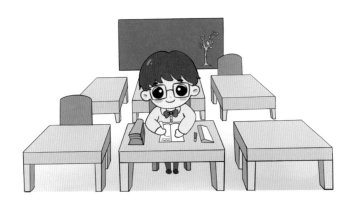

第六节　近视的治疗

一、怎样确定孩子是否近视?

近视的诊断标准：散瞳验光。散瞳验光一直都作为诊断真性近视、假性近视的金标准使用。同时近视的诊断还应参考患者的年龄，检查眼轴的数值是否与发育标准值接近。针对近视度数的不同，近视分为轻度近视、中度近视、高度近视。高度近视是诊断与治疗中最为复杂的一种，除了矫正屈光不正，还要注意预防并发症的产生。

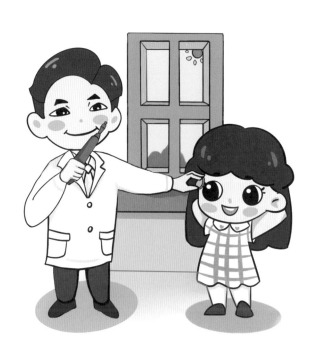

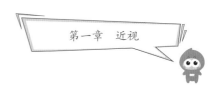

1. 视力 1.0 就是近视治好了吗？

按摩等方法可以维持较好的视力，但同时视力也就失去了警示的作用。近视发展的真实速度会被掩盖，看着孩子视力一天天见好，近视却有可能在隐匿地增长，如果不监测眼轴就发现不了，调节可塑期过后就会显现出来。屈光变化与眼球发育可信任的指标是眼轴。

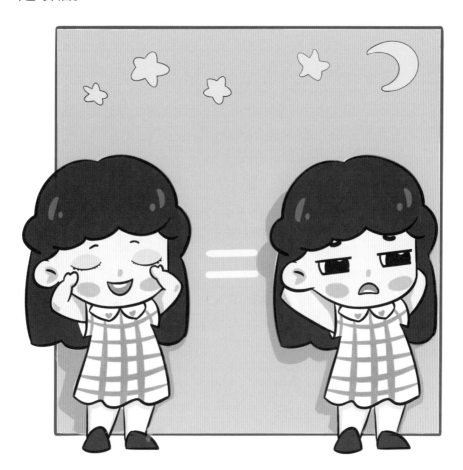

2. 近视治疗方法

近视治疗方法要结合近视防控需求。目前被广泛认可的近视防控治疗方法分为光学手段和药物手段两种。光学手段包括框架眼镜、角膜塑形镜、近视手术、ICL 晶体植入。药物手段为 0.01% 的阿托品、施图伦等。

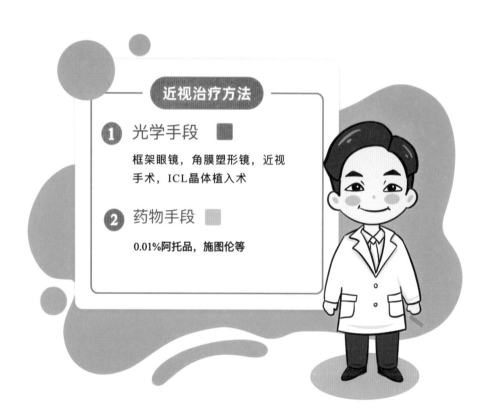

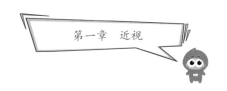

3. 近视治疗注意事项

（1）光度验配要准确，不过矫不欠矫。

（2）视功能检查要准确，不能使用与视功能不匹配的矫正方法。

（3）保障使用的治疗措施安全，不能因为只注重近视治疗而导致其他并发症。

（4）接触镜的使用要做好后期的跟踪。

（5）近视屈光手术要做术前宣教与术后注意事项提示，须遵医嘱按时复诊。

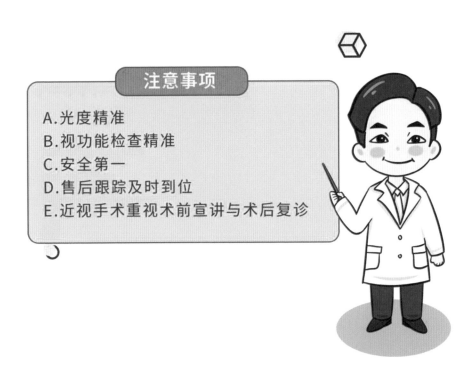

注意事项

A.光度精准
B.视功能检查精准
C.安全第一
D.售后跟踪及时到位
E.近视手术重视术前宣讲与术后复诊

二、关于近视治疗的常见问题

1. 什么是假性近视？

近视一般分为假性近视与真性近视。假性近视是由于用眼过度致使睫状肌持续收缩痉挛，晶状体厚度增加，视物模糊不清。假性近视可利用药物、针灸、埋耳针及理疗仪器，或通过患者强化眼肌锻炼可放松肌肉，缓解疲劳，使视力恢复到正常状态。假性近视若不及时缓解，眼球长期受到紧张的眼外肌的压迫，终究会导致眼轴变大而成为真性近视。

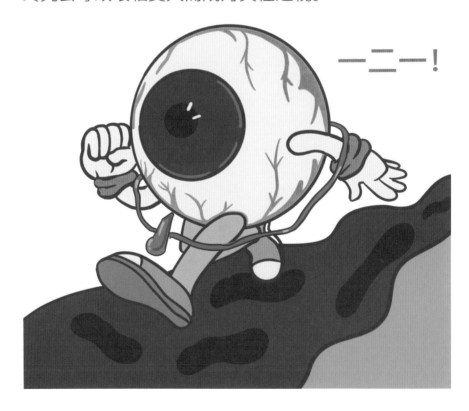

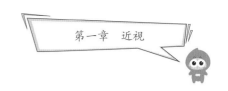

2. 假性近视是什么原因导致的?

长时间不正确地用眼，读书写字姿势不正确，眼睛与书本的距离低于 33 厘米，有躺着看书的习惯，单次用眼时间过长，不注意休息，学习时照明光线不良，身体发育期挑食、偏食，都可能引发假性近视。

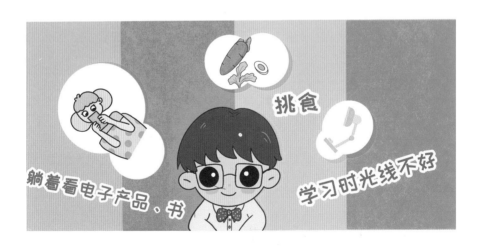

3. 假性近视如何治疗？

假性近视可采用物理疗法、药物等进行治疗。常做动眼操，有意识增加眨眼次数，这不仅有助于促进泪液分泌，缓解干燥酸涩的症状，而且可以清洁眼睛，并给眼睛小小的按摩，从而缓解眼睛疲劳。另外，用热毛巾热敷或蒸汽熏浴双眼，可以促进眼部的血液循环，减少眼睛的疲劳感。

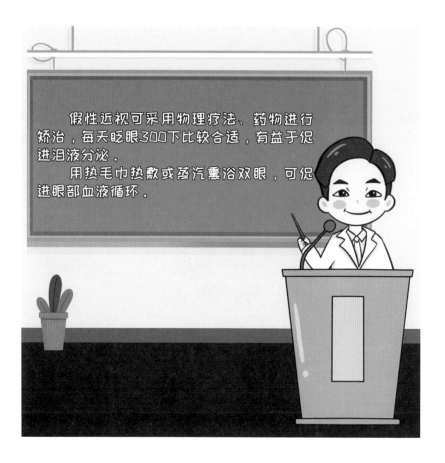

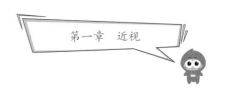
4. 戴普通镜片会增加近视的速度吗?

普通眼镜在儿童青少年视力发育阶段使用,一定程度上会增加近视的速度。许多临床案例证实,在眼轴发育关键期(6~15岁),使用普通镜片矫正时,其成像特点是中心焦点正确落在视网膜上,周边位置因镜片棱镜折射效应会落在视网膜后方,造成远视离焦。视网膜本身具备追焦的特性,远视离焦状态对处在眼轴发育关键期的孩子的直接影响就是眼轴增长加速。眼轴增长过快,近视度数加深就会比较明显。

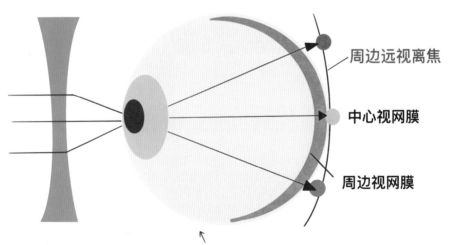

周边远视离焦

中心视网膜

周边视网膜

- 中心焦点正确落在视网膜上
- 周边焦点落在视网膜后方称为远视离焦

5. 功能型镜片指的是什么？

功能型眼镜针对不同年龄段，类型大致可分为青少年近视度数管理型眼镜和成人功能型眼镜。青少年近视度数管理型眼镜可分为缓解疲劳型眼镜、渐进多焦点眼镜、离焦型眼镜、离焦＋渐进型设计的眼镜。成人功能型眼镜分为防护型和矫正型。防护型是指驾驶、滑雪、户外运动辅助用眼镜，矫正型是指成人渐进多焦点、抗疲劳、双光镜片等解决看近和阅读问题的眼镜。

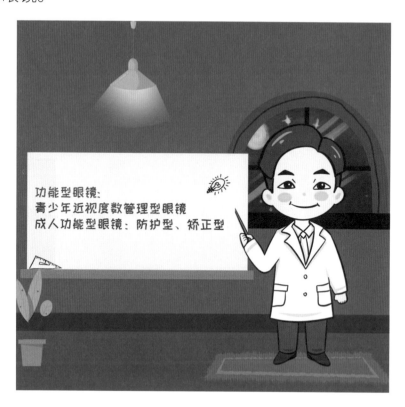

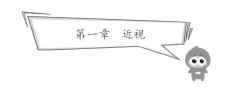

6. 您的孩子适合哪种镜片？

适合哪种镜片是由视功能决定的。需要结合每个孩子的实际情况来分析，如果是调节过度的眼睛（看近时用力过猛的眼），则以缓解疲劳为主；如果是调节不足的眼睛（看近时用不上力的眼），则以控制眼轴增长速度的为主。具体情况要依照检查结果来定适合什么样的镜片。

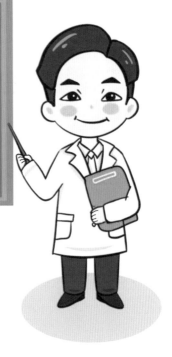

调节性质决定镜片类型，适合视功能需求的镜片才是适合孩子的镜片

7. 散光会促进近视度数增长得快吗？

散光与近视本就是两种不同的屈光不正，其发病机理也不同，但近视与散光却常常相伴而行。散光的发病机理与角膜或晶体的发育形态有关，但近视却是典型的调节与屈光的问题。如果早期筛查发现散光，但不重视也不矫正，就会因为长期疲劳而导致视力下降。相反，如果早期散光发生就得到了相应的矫正，患者能够配合矫正，散光是不会促进度数快速增长的。

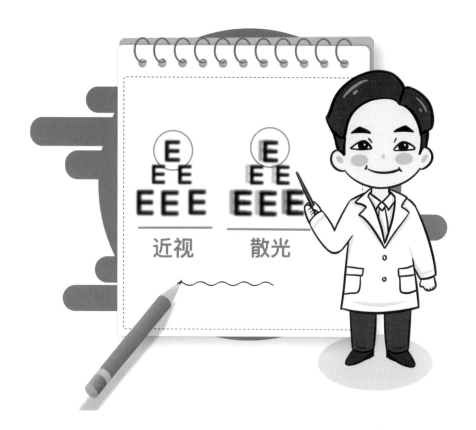

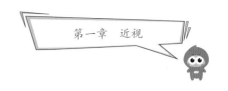

8. 眼镜该如何保养？

清洗：使用弱碱性清洗剂（如洗洁精）清洗镜片，用清水冲洗干净，再用柔软干净的镜布吸干水分即可。

放置：摘镜后请将镜面朝上放置；如果长期不用，请放入镜盒内保存，避免遗失或损坏；不可放置在高温处或在阳光下暴晒，避免膜层炸裂。

复查：功能型眼镜，至少每三个月复查一次。普通眼镜，建议半年复查一次。

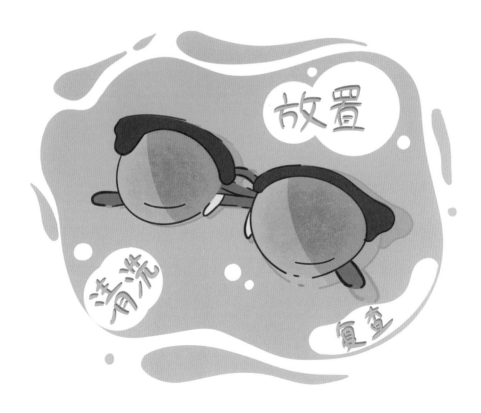

9. 什么是角膜塑形镜？

角膜塑形镜是一种夜晚睡觉时配戴，白天摘掉的接触镜，形似普通隐形眼镜，但其材料是硬性的，有足够的透氧能力，保障夜晚配戴的安全性。它通过夜间配戴改变角膜的表面曲率，达到白天视力正常的效果，对青少年来讲，除了对裸眼视力的提升有好处，还对缓解近视度数的发展有一定的作用。

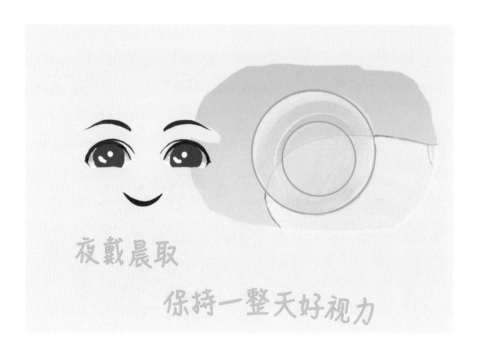

夜戴晨取

保持一整天好视力

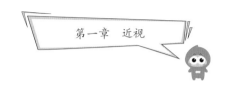
10. 角膜塑形镜矫正近视的基本原理是什么？

角膜塑形镜设计的基本原理是采用逆几何的设计方式，角膜塑形镜矫正近视是通过改变角膜中央表面形状来减低近视；与激光手术效果相似，但与激光手术不同，戴角膜塑形镜产生的效果是临时性及可逆的，是非手术摘掉近视眼镜的有效、可逆性治疗方法。

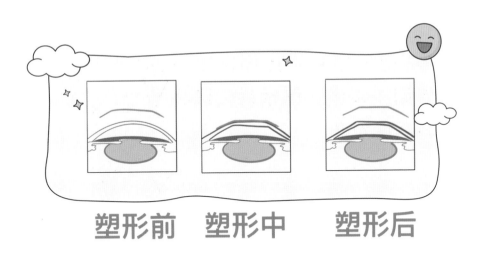

塑形前 　 塑形中 　 塑形后

11. 角膜塑形镜镜片的更换周期多久才是安全合理的？

镜片更换周期与患者的实际情况有关。如果患者的泪液本身所含脂质及蛋白质较多，更换周期就会相对短一些，大多数是一年到一年半。如果镜片超期服役，就会造成镜片的透氧孔洞被阻塞，角膜不能呼吸，影响角膜健康。另外，泪液中的蛋白质附着过久，会产生变性蛋白质，导致角膜炎症。

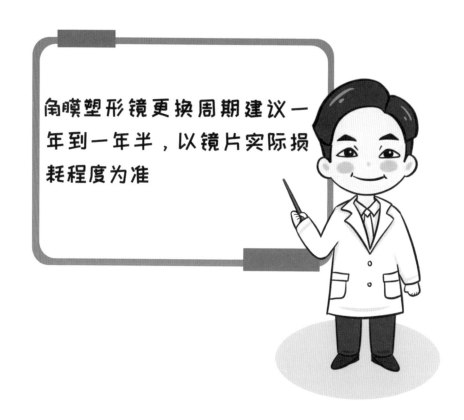

角膜塑形镜更换周期建议一年到一年半，以镜片实际损耗程度为准

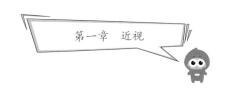

12. 如何得知自己的镜片是否应该更换?

镜片需要定期检查，每次复查时应将镜片带到验配单位一起检查。一般以下几种情况，镜片需要更换:

(1) 镜片缺损。

(2) 镜片有较深划痕。

(3) 镜片油脂、蛋白质沉淀太多，严重影响透氧性，出现眼红、眼痛等眼部不适情况。

(4) 镜片长期使用后塑形效果不理想。

(5) 镜片因过热损伤和不合理用力捏持导致轻微变形，塑形效果下降。

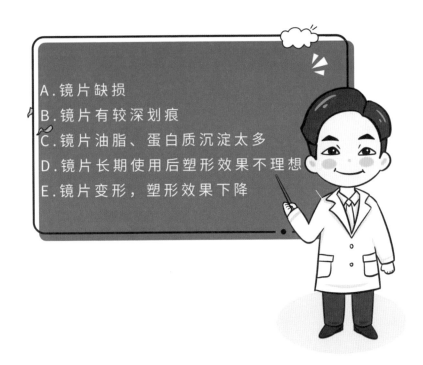

13. 戴角膜塑形镜会引发眼病吗?

按要求戴角膜塑形镜不会引发眼病，但是在眼睛有结膜炎或者角膜炎时，不能戴角膜塑形镜，否则会污染镜片，严重的需要更换镜片。若眼睛有炎症，使用接触镜会导致炎症加重。角膜塑形镜本身不造成炎症，但使用不当会促使炎症加重。

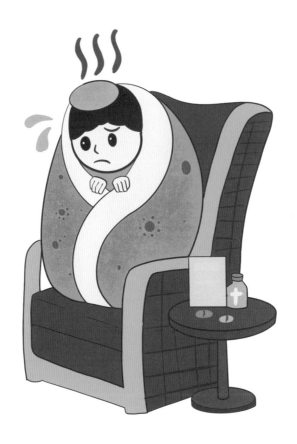

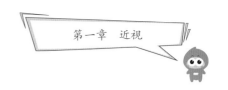

14. 配戴角膜塑形镜会过敏吗?

角膜塑形镜的材料在医疗上是可以植入眼内的,与白内障的人工晶体是同一类材料,和人体的生物相容性很好,极少有发生过敏的情况,如果孩子对角膜塑形镜材料过敏,在试戴时就会表现出来,验配单位便会更换其他类型的防控方案。目前,有部分孩子对护理液有过敏现象,所以验配前就要排除有过敏体质的使用者。对于可能过敏者,清洗镜片时一定要将护理液冲净,最大限度地减少护理液的残留,万一有过敏现象发生,立即停戴,用些抗过敏的药物,更换其他品牌的护理液,等等。

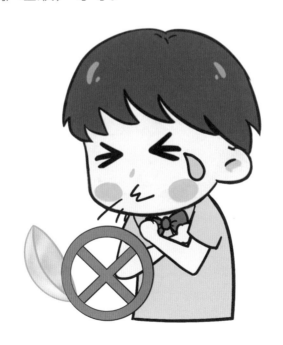

15. 配戴角膜塑形镜必须做哪些项目检查?

（1）屈光检查。

（2）角膜曲率检查。

（3）眼轴检查。

（4）眼压、眼底、眼表禁忌证筛查。

（5）视功能检查。

角膜塑形镜的配前检查就是用来筛查患者是否符合数据标准要求的。

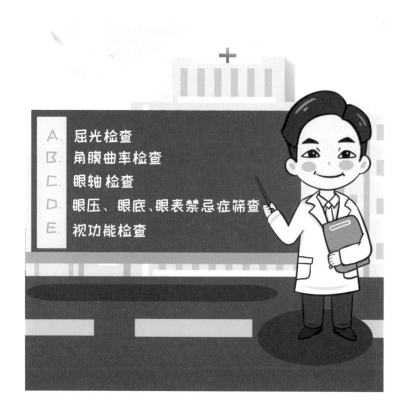

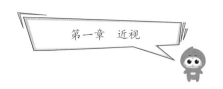

16. 角膜塑形镜停戴后会不会导致度数暴涨?

使用角膜塑形镜的目的是延缓近视发展的速度,不是治愈或者保持度数不增长,停用以后随着塑形镜作用的消失,裸眼视力会下降,近视度数会回到矫正前的状态,恢复后的数值基本与角膜塑形镜设计的压力值吻合,通过多年的临床观察,并没有因为停戴角膜塑形镜导致度数激增的。

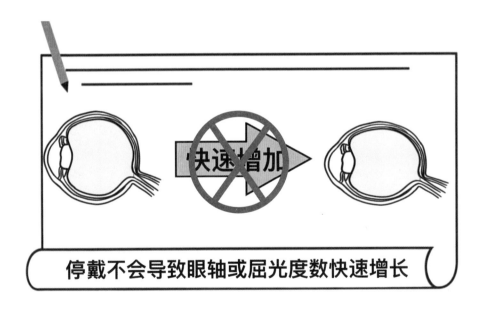

快速增加

停戴不会导致眼轴或屈光度数快速增长

17. 戴角膜塑形镜会不会有并发症？

角膜塑形镜属于物理性矫正，因为其可逆性的特点，并未对角膜的组织结构和生理产生实质性的改变，一般停戴 3~6 个月，角膜形态即可恢复。验配角膜塑形镜一定要到符合医疗标准要求的机构，目的是保证配戴后的护理与服务跟踪，有专业的医生来跟进，确保角膜塑形镜能在规范的护理流程中安全配戴。而且有任何问题可以及时联系服务医生，第一时间解决，避免损失，降低风险。

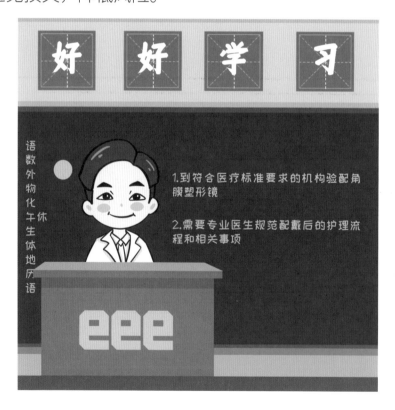

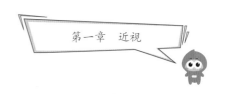

18. 戴角膜塑形镜后度数是不是就不增长了?

角膜塑形镜可以延缓度数的增长,临床上被证实具有较好的效果,近视控制率约为 60% 左右,因为存在个体差异性,不是戴了角膜塑形镜后近视度数就完全不增长了。角膜塑形镜的控制效果跟很多因素相关:初始近视光度,近视发病年龄,瞳孔大小,近视遗传因素,近距离用眼时间,用眼习惯,等等。具体请咨询你的专业医生。

角膜塑形镜是目前近视防控的主流方法,年满 8 周岁的近视儿童,尤其是度数增长较快、双眼屈光参差或者单眼近视的,都建议使用角膜塑形镜。

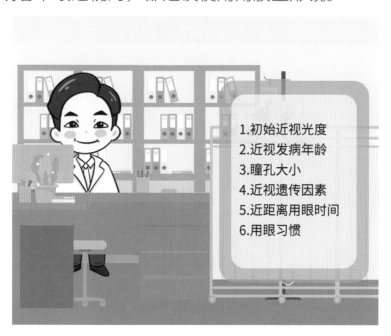

1. 初始近视光度
2. 近视发病年龄
3. 瞳孔大小
4. 近视遗传因素
5. 近距离用眼时间
6. 用眼习惯

19. 戴角膜塑形镜会使角膜变薄吗？

戴角膜塑形镜不会使角膜变薄。它是直接贴附在角膜的泪液层上，以达到矫正视力的目的。角膜塑形镜是通过按摩角膜，使其中央光学区相对变平，提高裸眼视力。与框架眼镜相比，角膜塑形镜有更广的视野，能消除斜向散光，减少双眼视网膜像差，保持更好的双眼视力。因为塑形镜的可逆性，不能从根本上治愈近视，也不会使角膜变薄。

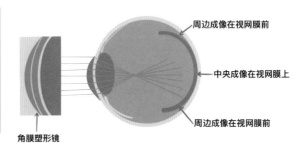

角膜塑形镜是物理作用，不改变组织结构

角膜塑形镜是通过按摩角膜，使其中央光学区相对变平，降低角膜屈光力，提高裸眼视力。

周边成像在视网膜前

中央成像在视网膜上

周边成像在视网膜前

角膜塑形镜

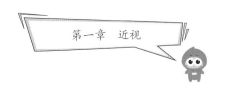

20. 使用角膜塑形镜后还能做近视手术吗?

角膜塑形镜属于物理作用，具有可逆性，能使眼部生理数据恢复到戴镜之前。可以在停戴后使用其他近视矫正方案，如近视手术。

使用角膜塑形镜后要停戴 3~6 个月后再去做近视手术术前检查，确认是否可以做手术。其实使用角膜塑形镜可以管理近视度数的异常增长，对后续使用手术这种方法又多了一种可能。

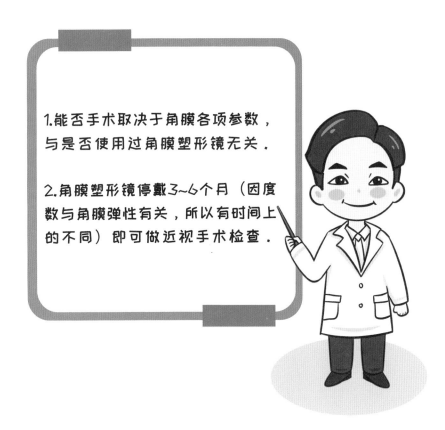

1.能否手术取决于角膜各项参数，与是否使用过角膜塑形镜无关。

2.角膜塑形镜停戴3~6个月（因度数与角膜弹性有关，所以有时间上的不同）即可做近视手术检查。

21. 感冒发烧会对眼睛产生哪些影响？

当感冒发生时，眼睛会感觉到酸胀、疲惫不适，结膜也会出现充血，分泌物增多等症状。如有发烧，眼睛有时还会出现红肿症状。身体受细菌或病毒侵入，抵抗力下降，眼内原本存在的病菌会更加活跃，即使不戴角膜塑形镜的感冒患者也会容易并发眼部疾病，尤其是结膜、角膜位置。

另外，有许多抗感冒、止咳和止痛药物中都含有抑制泪液分泌的成分，泪液分泌量减少会影响角膜塑形镜对近视的矫正效果，进而影响第二天的视力。感冒期间眼睛干燥还容易出现眼睛发红、发痒、有异物感等症状。

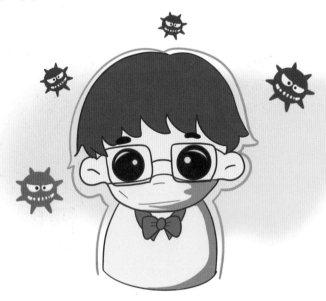

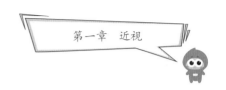

22. 感冒发烧对配戴角膜塑形镜有哪些影响?

在患病期间，患者的手上会沾染大量病毒或细菌，这些病毒或细菌很容易在配戴、摘取及养护角膜塑形镜的过程中污染镜片，损伤角膜健康。不健康的眼部环境利于病毒的生存，若此时继续戴镜，病毒及其代谢物沉积在角膜与镜片之间，会降低镜片的透氧性，从而影响眼睛的自由呼吸，非常容易引发眼健康问题。

因此，感冒、发烧患者，特别是重症感冒患者，在患病期间最好停戴角膜塑形镜，以保证戴镜的安全和眼部的健康。

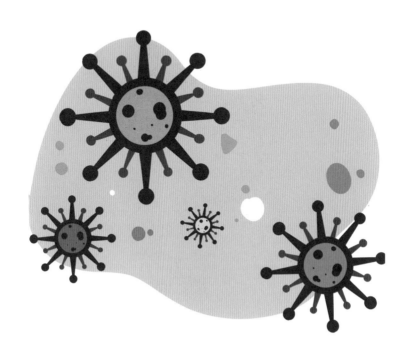

23. 打完流感疫苗能戴角膜塑形镜吗？

正常情况下打完流感疫苗对戴角膜塑形镜是没有影响的。但是极少部分儿童在打完疫苗后会出现头晕、乏力、全身发热等不适症状，如果有以上症状，建议暂时不要配戴角膜塑形镜等任何接触镜。

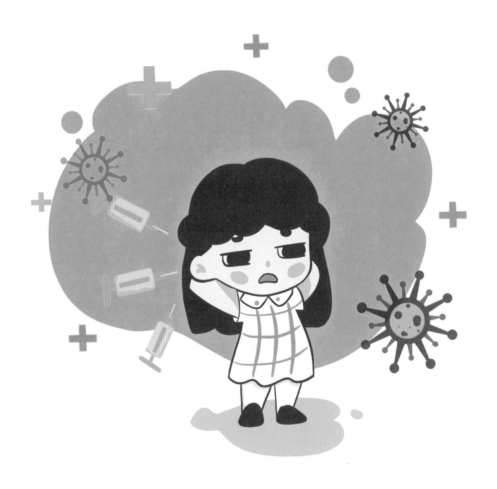

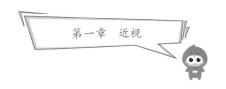

24. 能否做近视手术主要取决于什么？

决定患者是否能做近视手术主要取决于患者的角膜厚度、角膜形态、眼表疾病、屈光度大小、眼前节数据、眼底病变情况等方面的问题。需要完整的术前检查才能确定是不是可以手术。

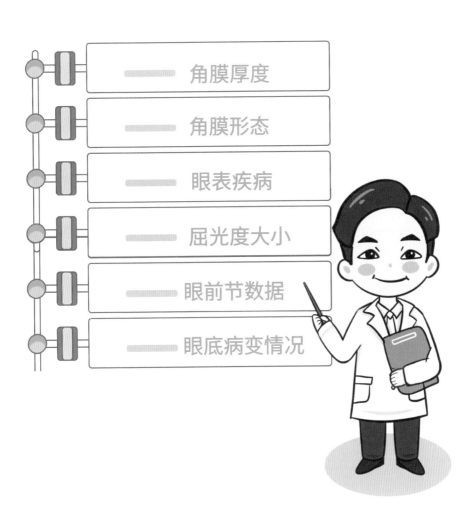

角膜厚度

角膜形态

眼表疾病

屈光度大小

眼前节数据

眼底病变情况

25. 做近视手术就等于治愈近视吗？

做近视手术不是治愈的手段，近视手术等于把近视矫正所需的度数通过手术的方式做在角膜表面上或植入矫正型晶体到眼内，解决了摘掉眼镜依然能够看清楚的需求。近视手术后不能保障近视度数不继续发展，依然需要好好用眼，注意防护。

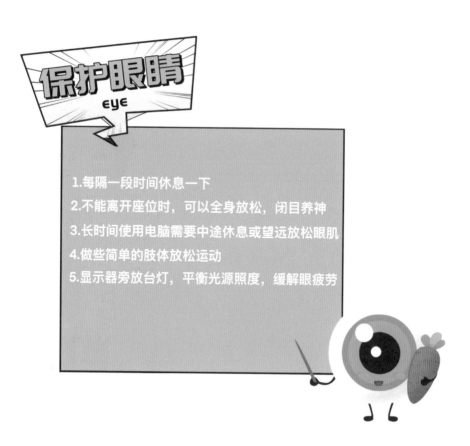

保护眼睛 EYE

1.每隔一段时间休息一下

2.不能离开座位时，可以全身放松，闭目养神

3.长时间使用电脑需要中途休息或望远放松眼肌

4.做些简单的肢体放松运动

5.显示器旁放台灯，平衡光源照度，缓解眼疲劳

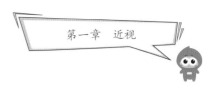

三、目前常做的近视手术有哪些?

1. 近视激光手术

属于眼球外手术，也就是在角膜上设计，通过角膜表层或半层的切削，达到摘镜的效果。近视激光手术从以往的准分子激光手术，发展到现在的瓣飞秒激光手术和全飞秒激光手术。瓣飞秒激光手术和全飞秒激光手术各有优点。瓣飞秒激光手术技术成熟，临床久，效果稳定，可以矫正大散光，消除高阶像差，使视觉质量优良。

全飞秒激光手术主要优势是切口小，术后恢复快。缺点是针对大于150度的散光矫正目前没有办法实现，适合的屈光范围相对半飞秒激光手术要小些，对角膜厚度要求高。

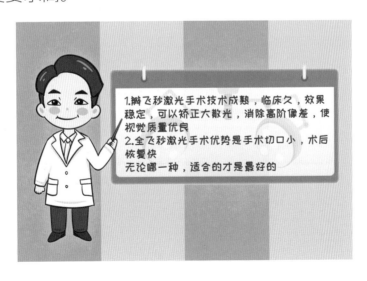

2. 人工晶体后房植入术——ICL 手术

属于眼内手术，通过在虹膜后、晶体前植入一个 ICL 晶体，达到矫正近视的效果。适合于度数在 1800 度以内，角膜薄，不适合做近视激光手术的患者。术前要经过一系列的检查，比如前房深度小于 2.8 mm 的患者，就不适合做了。

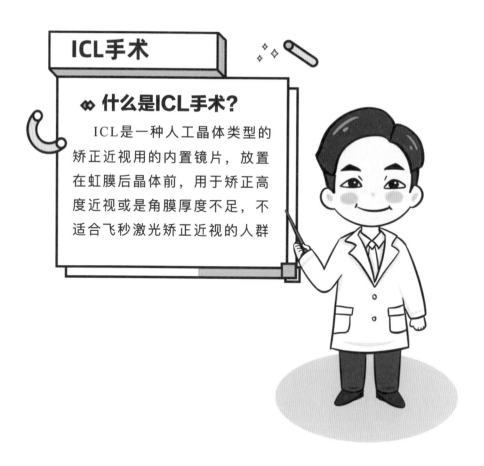

ICL手术

◈ **什么是ICL手术？**

ICL是一种人工晶体类型的矫正近视用的内置镜片，放置在虹膜后晶体前，用于矫正高度近视或是角膜厚度不足，不适合飞秒激光矫正近视的人群

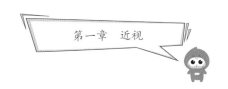

四、手术后视力会反弹吗?

近视手术通过几十年的发展，已经相当成熟和安全。一般来讲，手术后是不会反弹的。当然也有一些原因会引起术后再次近视，如：

（1）家族有遗传病史或病理性高度近视病史。

（2）术后过度用眼，极其不注意用眼卫生，长时间反复近距离用眼，造成用眼不当，引起再度近视的患者。

（3）近视度数不稳定，每年增长超过50度，并且强烈要求手术的患者。

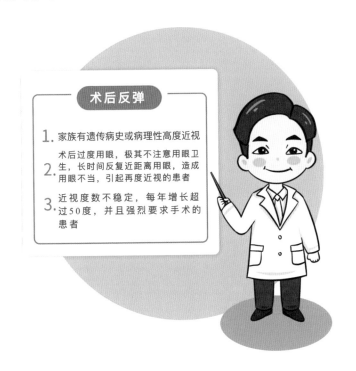

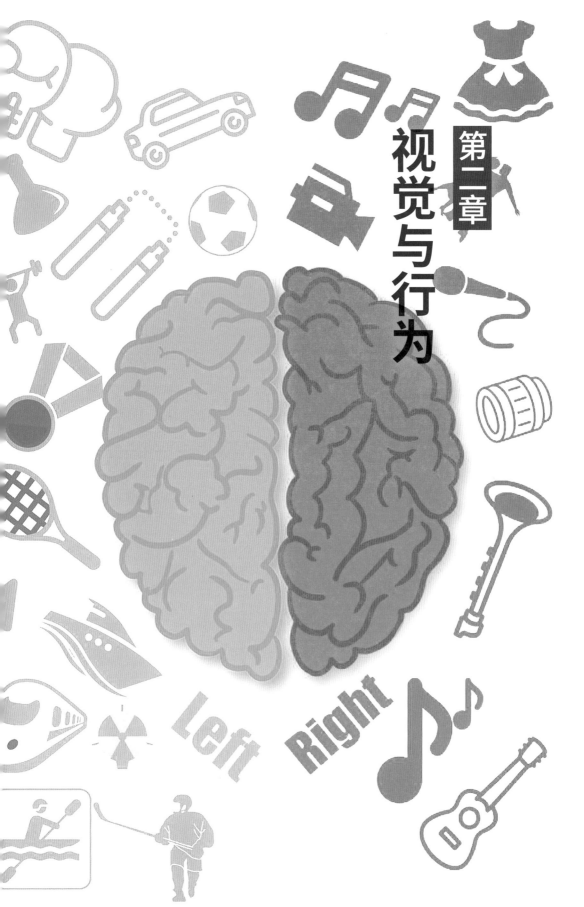

第一章

视觉与行为

第一节　视觉的形成过程

近视、散光这些问题已经引起了家长和全社会比较高的重视，但是这些真的是眼健康的全部吗？当然不是，其实屈光问题只是视觉形成过程中的一小部分问题。视觉问题所引起的也不是简单的近视增加、并发症、戴眼镜等问题。视觉问题对学习与生活的影响可以说是方方面面的，如读写速度慢、学习跟不上进度、运动能力不协调等。本节会详细地介绍视觉和视觉对生活中各种行为的影响及如何进行自查和治疗等，在这些内容里会发现，孩子学习不认真可能不是因为孩子贪玩，而是因为视觉障碍，还会发现孩子总是磕磕绊绊不是因为不小心，也是因为视觉问题。视觉会对行为产生各种各样的影响。了解视觉的影响会让我们对很多问题有新的认识。

视觉形成是怎样的过程？

视觉是人类获取信息的主要渠道，据推断，日常生活中 60%~80% 的信息获取都来自视觉。那么完整的视觉形成到底是怎样的过程呢？人眼是如何看清楚东西的呢？在视网膜成像之前所完成的只是视觉形成的一部分，光线聚焦于视网膜上成像之后，由视神经

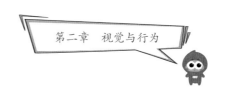

系统对成像的这些信号进行转换、传递、编辑和加工处理之后才能被大脑所感知和认识。这两部分形成了完整的视觉成像过程，缺一不可，两个过程中任何一个过程出现问题都会导致视觉障碍。

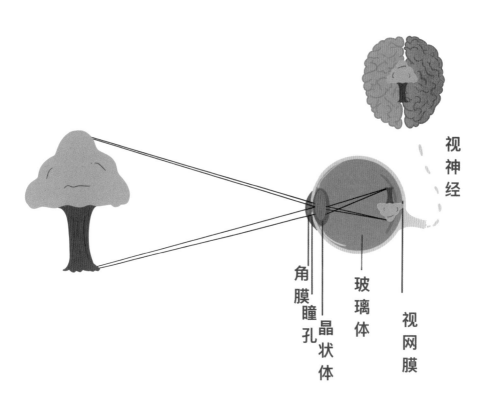

第二节 眼部各器官 对视觉形成的影响

一、看得见但看得不好是怎么回事？

视觉形成的过程很像电脑编程的过程，视网膜负责收集外界的信号，大脑负责处理分析并反馈给认知。视网膜要想很好地收集信号需要两个先决条件：一个是视网膜之前的眼睛屈光系统都是透明的，另一个是这些屈光系统的功能是正常的。如果它们之间有任何一个或者多个组织出现问题不透光了，那么视网膜就不会获得这个信息，常见的主要是白内障、角膜混浊等问题；当有屈光不正、调节功能等问题时，如不解决，就会造成光线虽然能够通过，但是不能准确地会聚在视网膜上，这时也不能准确地收集视觉信息，因为素材不够，视神经也是无力加工出好的信号的，就像想要盖一间房子，却没有足够的砖头和水泥。

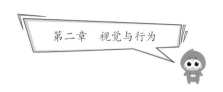

二、视觉如何影响行为

人的行为是由大脑发出指令，受小脑支配各组织完成的。小脑的功能中有一项是协调随意运动，随意运动的指令是由大脑发出来的。大脑发出指示的前提是需要整合所接收到的信息。大脑接收到视觉刺激之后对事物和意愿有了整合的判断，就会告诉小脑让它支配身体发出动作。

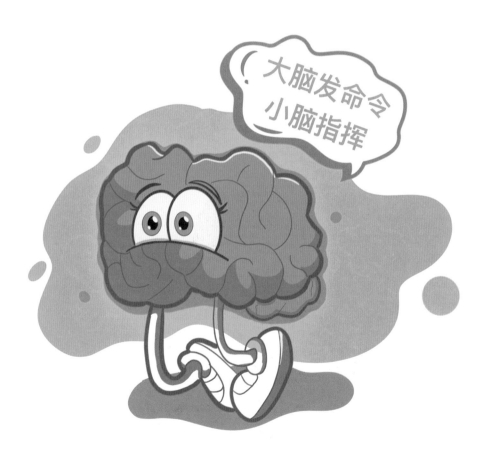

三、视觉障碍的常见影响：注意力不集中

学习或者生活中经常会听说某个孩子总溜号、没耐性、注意力不集中，出现这样的问题，家长就觉得是孩子的性格和心理问题，但这些并不一定是注意力的问题，也有可能是由于多项视觉障碍导致大脑信息获取有偏差。记不住的主要原因是当时接收到的信息就是片面、模糊和有缺损的，不精准的刺激也就很难产生长时间的记忆。长时间这种状态甚至会影响大脑包括听力等信息的接收，所以会严重影响注意力。

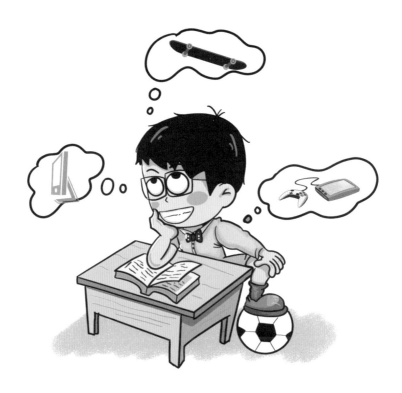

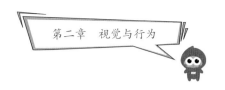

第三节　阅读障碍

一、什么是阅读障碍？

阅读障碍就是在阅读的过程中因为一些问题而不能顺利、高效完成阅读。阅读能力对视觉考验非常大。获取知识和信息的途径主要是阅读书籍或者文章、消息等。阅读能力会直接影响孩子的学习和对科学及社会的认识。

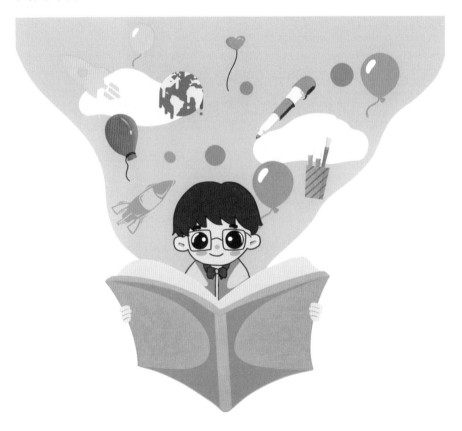

二、阅读时需要眼的哪些视觉功能？

1. 注视能力

眼睛需要有稳定的固视能力，这样才能把阅读过程中的每一个字、每一个图片等都清楚地进行采集。人眼采集信息时注视每个目标的时间是非常短的，正常人眼注视一个目标大约 0.2 秒到 0.3 秒就会离开，而阅读时由于文字之间的一些关联性，导致对每个文字的注视时间会更短，如果是一段毫无任何联系的随机文字，阅读时间会变长。

快找出与方块内图形一致的图形吧！

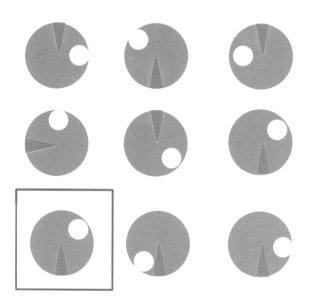

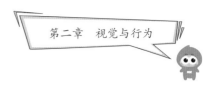

2. 图形感知能力

孩子学习文字、数字、字母和图形都得经历从不认识到认识的过程，这个过程中要对图形的形状、方向等都有很好的感知能力。例如 p 和 q 这两个字母用的基础图形或者说曲线是完全一样的。可是不同的组合变成了不同的字母，这就需要视觉既能感知这个字母中的相同曲线，又能感知其中的不同方位，以此来判断这个字母是什么。文字也是一样的，例如乒乓这两个字，也是同样道理。而图片感知能力不仅是简单把这种不同组合的字母辨认出来，还需要把形似的图形联系起来，把有掺杂信息的图形分辨出来的能力。

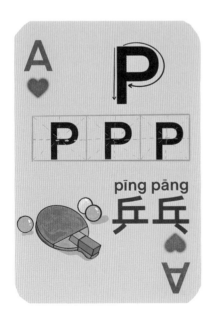

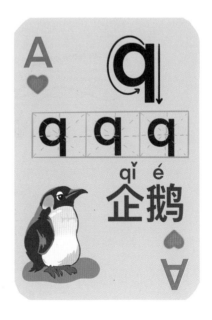

3. 扫视、追随、视觉记忆的能力

扫视能力指的是跳跃性的眼球运动的过程，当目标出现时，能够迅速地对其做出反应。阅读时每一个字、每一行、每一段落、每一页的跳跃都需要很好的扫视能力，扫视能力越好，阅读就会越快。

追随也是眼球运动的一个过程，追随指的是连续地平缓地沿着一个曲线或者一个目标的运动轨迹进行跟踪的过程。扫视和追随都是会严重影响阅读速度的能力。

视觉所产生的大脑记忆也是完成阅读非常重要的要素，阅读时上一个文字经过眼睛看之后要在大脑里形成记忆才能跟下一个文字接起来，一整句文字要把其中的每一个字都形成记忆才能穿成一整句，才能理解文字的意思，才能继续进行阅读。

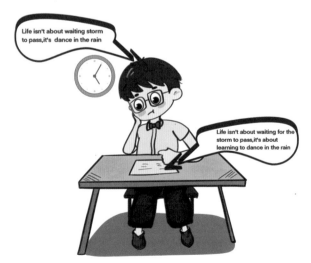

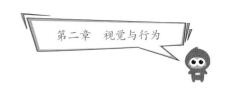

第四节　阅读障碍的表现

　　检验孩子是否能准确阅读时，可以让孩子把看到的读物中的内容念出来。在学习数字和字母阶段，有一些孩子就会出现经常分不清相近的形状，例如 6 和 9、g 和 q、D 和 O、ran 和 ren、ang 和 ong 等等，经常是刚学会，再念还会错，或是今天学会明天又错了。有时候，家长反复告诉了好多次，仍然会错。面对这种情况，家长也会气急败坏，觉得孩子是不是智商不够，有些"笨"。其实不一定，这有可能是视觉障碍引发的阅读障碍。

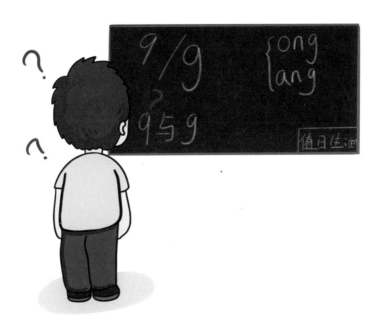

一、阅读的速度明显慢

同样是读书，有的孩子"一目十行"，很快就读完一段内容，有的孩子好半天还在同一页没动。其实在阅读时需要对每一个文字都进行识别，还要把这些文字进行关联，形成阅读。在这一过程中，识别速度、每个文字的切换速度、大脑的比对速度等都会影响阅读的速度。当孩子有视觉障碍时，判断文字的速度就有可能明显慢于别人，别人可能每秒能处理十个字，而自己的孩子可能每秒只能处理两三个字，这样阅读的速度就会差几倍，视觉处理力好的孩子的阅读速度甚至会是视觉处理力差的孩子的十几倍。其实此类孩子也在努力地看，但确实不如别的孩子快。

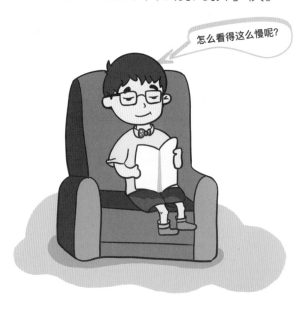

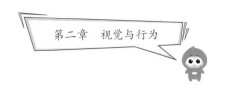

二、爱听不爱读

很多孩子在学习单词的时候，有很好的兴趣，学习力和记忆力也非常强，在低年级只考单词的时候，学习成绩非常好。可是一到高年级，开始接触整句或者整段时，能力就变差了，成绩就变得不好了，家长就会很苦恼，认为这孩子智力没问题啊，以前学习都很好，现在不认真了，懒、不爱学，导致学习成绩下降。其实这种孩子很有可能是视觉的扫视、追随等能力的障碍影响了阅读的能力，进而影响了学习。

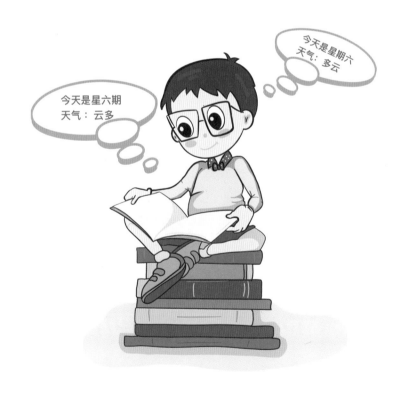

三、更喜欢听课，不喜欢阅读

"我家孩子特别懒，就是不爱看书，脑袋特别好，老师给讲的，听课就能学会。让自己回家看的，一个字也看不进去，靠自觉根本学不会。"是不是经常会听到这样的抱怨。老师一讲就明白，自己一看就看不下去。这也可能是阅读障碍的一种表现，阅读困难的孩子会用其他的方法进行逃避。必须阅读时就会出现各种症状，头疼、眼疼、发脾气等。这些孩子中的很大一部分都存在阅读障碍，到医院就诊检查会发现严重的视觉问题。

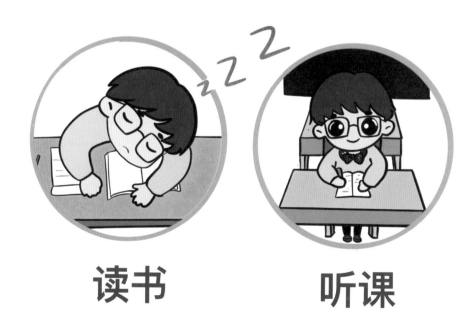

读书　　　听课

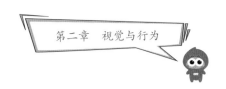

四、阅读时需要用手或其他东西辅助阅读

有的孩子有这样的情况发生，阅读的时候需要用尺子、笔尖或手指着字才能一个字一个字读下去。这是孩子的视觉问题，对多个类似的信息处理困难，很难处理、对比同类信息。有辅助时，如用手指着相应的字就容易看清。有一些孩子查视力时，你让他把某一行一次读出的时候容易出错，或者需要很长时间。如果用手给他指，他就很快能够判断，而且很清楚，此时他的视感觉是没有问题的，但视知觉是有障碍的。这也是阅读障碍的一种。

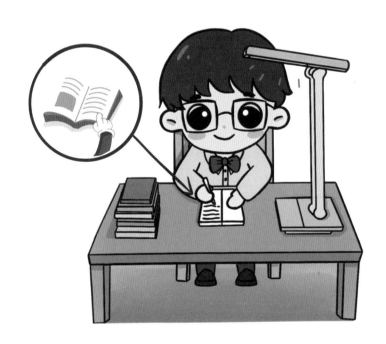

第五节　书写能力与视觉的关系

一、拼写错误是怎么回事？

有的孩子在写字的时候总是会出现问题，比如把偏旁写错，把"丿"写成"l"，把左右结构写反等。很多家长会觉得是孩子马虎大意，其实这是视觉障碍的表现之一，大脑对这种相似的笔画或者对排列的空间处理和对比能力比较差，就会导致混淆或者出错。

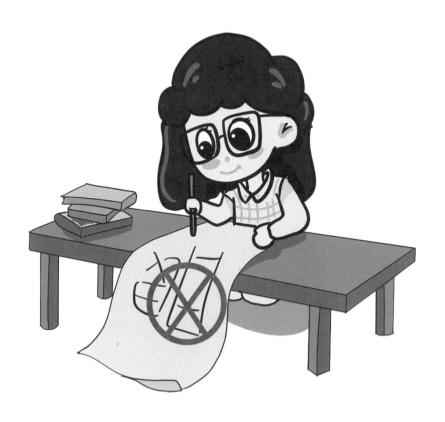

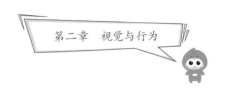

二、写字写一笔看一眼是"笨"吗?

把书上或者课本上的文字抄到本上的时候,需要反复对比、多次看才能把几个字写下来,而且还需要再对比一下所写的文字是不是对的。所以就会出现需要反复看才能把想写的一段文字写出来。我们经常会听到家长说"我家孩子很聪明,就是不爱写字、学习不好",难道孩子不想好好写字、学习好吗?其实孩子的内心是非常渴望学习好的。有这样的问题可能是因为视觉记忆存在一定障碍。

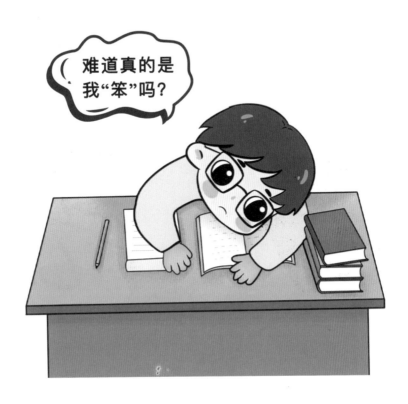

三、写字不好看也许是"天生"的

有些人无论怎么练字，都不能把字写得非常好。写字过程中使用到的大脑功能比阅读和看使用的功能要多很多。需要把字的原形看到、理解，大脑加工之后再让小脑支配手去写，在写的时候需要边写边反馈，反馈回大脑的信息再和上一次看到的对比，对比认为是一样的，就会继续写下去。当视觉处理这种对比不准确的时候，写出来的字就会和所临摹的不一样。所以有些人写字、绘画能力很强，而有一些人这一能力很差。

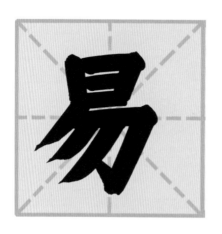
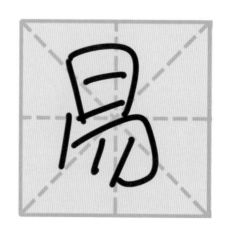

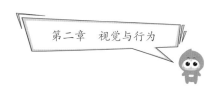

第六节 阅读障碍容易引起的其他问题

一、理解力差

由视觉障碍引起的错误信息，会造成信息没办法完整地被大脑接收到，出现信息错误、信息丢失、信息不足等问题，这种情况下就很难明白信息的真实意思，会出现理解力差的现象。还有一部分视觉障碍是由于信息处理慢引起的，并非信息错误导致，此类人群表现为理解速度比无视觉障碍的人群要慢一些。

视知觉有一个很重要的功能，是对空间、距离的判断。我们之所以看到的东西有左右、前后、上下、远近等空间的分别，是因为这些信息处理得越清晰，就会获得越清楚的空间感，很容易形成空间联想。所以，视觉障碍是完全有可能影响空间想象力的。

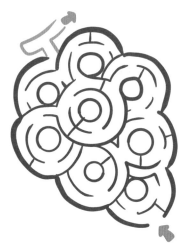

视知觉练习：
请走出迷宫吧！

二、运动能力弱

想要完成一个完美的运动过程，双眼视觉的整合是一个先决条件。运动过程对视觉的要求非常高，运动不单指专业的项目，像日常的行走、跑步、玩耍等都属于运动。孩子走路不成直线、经常摔倒、跑步困难、常规运动笨拙，这些表现都有可能跟视觉障碍有关，如果经常出现这些症状，就说明其可能视觉障碍已经很明显了。

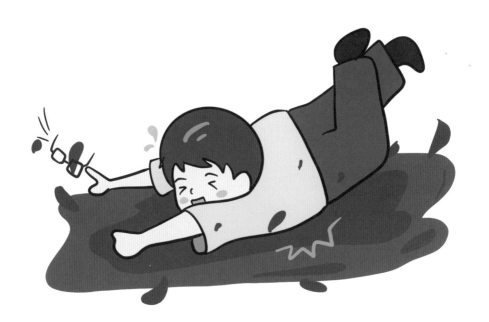

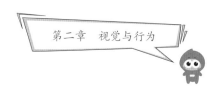

三、多动

临床中我们发现很多弱视或者有严重视功能问题的孩子还同时伴有多动的表现。我们经常会忽略它们之间的关系，会认为是巧合。其实不然，视觉障碍很容易引起多动，多动的孩子的主要表现是活动过多。有视觉障碍就不能准确地通过视觉来对外界的事物产生判断，会出现看见什么都想摸一摸、动一动的现象，所以就有很多的行动。视觉获取信息的速度既简单又快速，但是当视觉给的信息不够时，大脑就支配身体其他器官去收集信息。所以有视觉障碍的孩子好动不是巧合和偶然，而是它们之间本身有关联，只要解决了视觉障碍，很多多动情况就会有所好转。

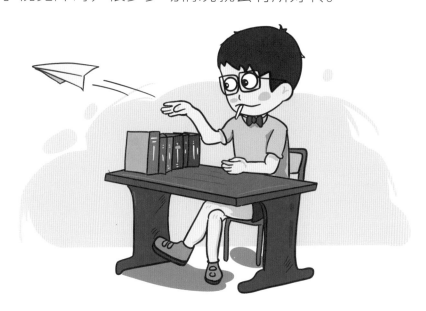

四、表达能力差

视觉障碍的患者中有一些表现为表达能力差。表达问题一般被认为是逻辑思维问题，逻辑思维会影响表达，但绝对不是影响表达的唯一原因。表达的前提是要有足够强的理解力和足够多的信息储备，而信息储备和理解力都是受视觉影响的。

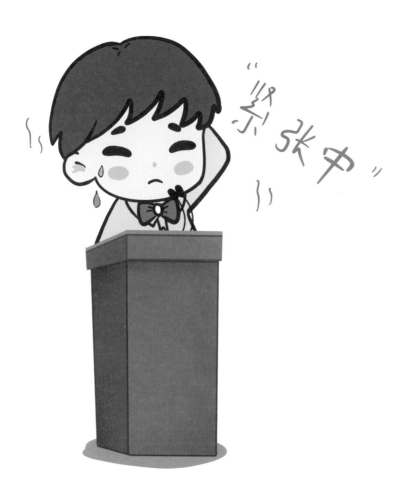

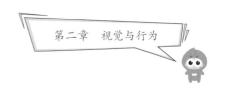

五、脸盲

脸盲是一种典型的视觉认知障碍，听起来好像比较陌生，觉得患病率很低。其实据不完全统计，全球存在不同程度的脸盲症患者多达 2%，这些人无法很好地单独通过面孔来识别对方，往往需要体貌特征、行为特点等综合帮助，才能将人认得很好。

人类大脑中有一小块区域叫"梭形回面孔区"，这一区域的细胞主要参与人脸的识别。脸盲是一种独立的视知觉障碍，表现为有时候总是将两个人混淆，很难分清楚谁是谁；对于陌生的人群、种族，会觉得他们长得都一样，根本没办法分辨。脸盲的儿童可能表达不出来自己判断不清谁是谁，代替的表现可能是在与人接触时会焦虑，与人交流时举止奇怪。

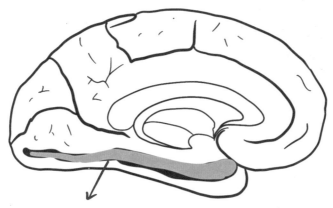

梭形回面孔区

六、视觉障碍易引起记忆障碍

有视觉障碍的人群获取信息的能力受限，不能产生很好的视觉信息广度，人的记忆往往需要很多辅助信息。例如对于一个人的记忆，单独说一个人的名字时经常会想不起来，但如果继续描述一些这个人的特点，例如卷发、肤白、大眼等特征的时候，整个人的形象就会在大脑里变得很清楚。那么这就用到了大量的视觉信息，视觉信息不够，自然会对事物的特征辨识得少，特征越少，帮助记忆的信息就越少，就会影响到记忆功能。

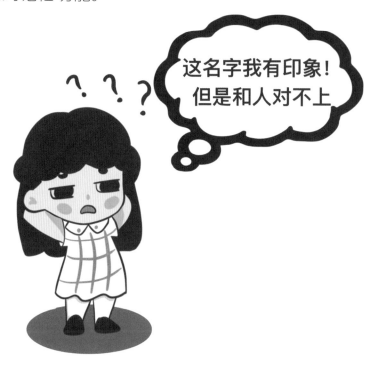

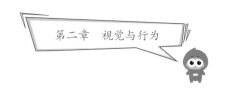

七、视觉障碍易引发心理障碍

有视觉障碍是很容易引起儿童心理障碍的。这种心理障碍的产生，一方面是认知本身给自己带来的，视觉获取信息的缺损会造成孩子对世界的认知不够清楚，对世界就不能很好地理解。不能被理解的事情就会去排斥，排斥的越多，就越容易变得孤僻。另一方面是身边人给的压力所造成的。如一个孩子因为视觉障碍影响到阅读时，孩子就会不喜欢阅读，就会排斥阅读。此时如果孩子被强迫阅读，或者被指责为不爱阅读等，孩子就会觉得委屈，还会增加心理负担，也极容易产生自责、懊恼和焦虑等情绪。

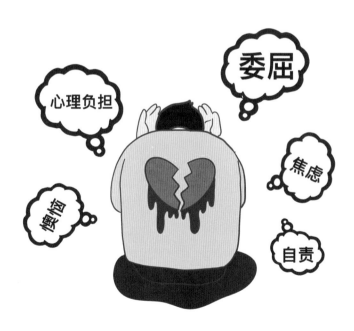

第七节　视觉功能障碍检查和评估

一、视力检查

视力检查是所有视觉问题检查的基础，视力的好坏是决定是否能够在视网膜上清晰成像的前提。视觉障碍不同于其他疾病，是非常不容易被发现的障碍。对视觉障碍的检查先要明确是不是有好的矫正视力，如果没有好的矫正视力，后期的视觉是必然会受到影响的。如果孩子有近视、远视、散光问题，需要先进行屈光的矫正，才能很好地完成后面的检查。

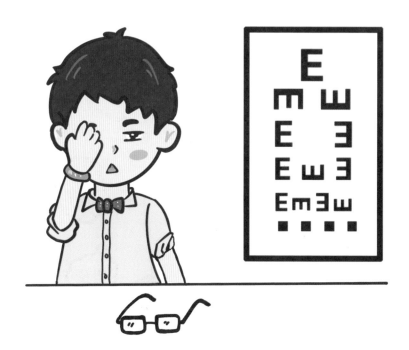

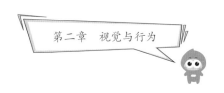

二、双眼视功能检查

双眼功能检查主要是检查调节、集合及双眼同时、融合、立体视等功能。

调节、集合功能：调节就是人眼的调焦机制。调节幅度小的眼就如同对焦范围小的相机，调节速度慢就相当于对焦反应迟缓的相机。调节的能力会影响到眼睛在不同距离看物体的质量和切换"焦距"时的对焦速度。集合功能就是眼球看近内转、看远外旋的能力。视觉的判断过程中一定要多对调节、集合功能进行检查。

另外，还需要做同时、融合、立体视检查，这三项检查主要是对双眼协同使用情况的一个基本判断。双眼协同是产生良好视知觉的重要因素。

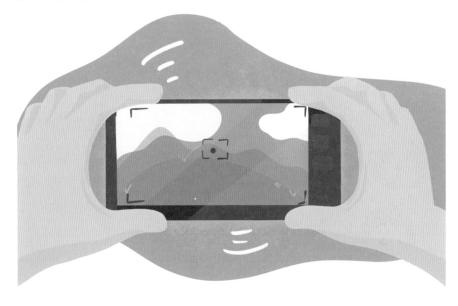

三、眼球运动检查

在眼球运动的检查过程中，医生主要判断以下几个方面：

（1）孩子是不是能够准确地注视某个具体的目标或者具体的方向。

（2）是否能够稳定控制眼球持续地注视一个位置一段时间，很多孩子在这项检查中会表现出控制力差。

（3）是否能够不受限制地向各个方向运动。有时孩子会表现出中间位置不受限，周边某个方位眼球运动明显受限。

（4）眼球是否能够平稳地跟随特定的目标进行移动，这主要是评估眼球的追随能力。

（5）是否可以灵活地对视线范围内不同位置的目标进行扫视。

（6）在每一种眼球运动之后短时间内是否能够准确地注视目标。

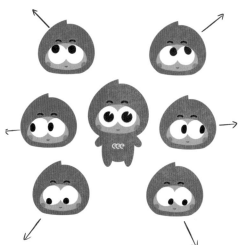

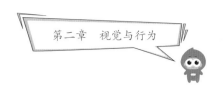

四、视知觉检查

视知觉检查也可称为脑视觉检查，需要运用现代化检测手段，对"看"到之后大脑所"见"到的进行描述。主要内容包括：①知觉眼位；②注视稳定性；③信噪比；④轮廓整合能力；⑤双眼视觉处理能力；⑥颜色视觉；⑦动态视觉处理能力；等等。生活中人眼处理的信号很多都是动态信号，所以评估视觉功能中动态视觉的处理力很重要，有很多孩子看静态的目标时视觉功能都很好，但是看动态目标时所展示出来的能力就很差。

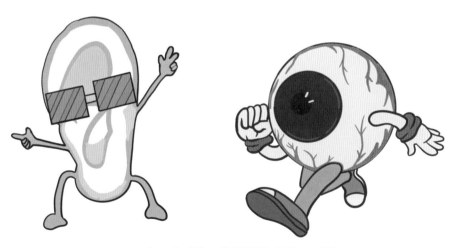

眼睛与大脑看到的不一样

五、视觉记忆检查与评估

这一能力对阅读、学习和计算等行为是非常重要的。眼睛在对物像识别后记忆的时长会直接影响行为。视觉记忆主要看以下几个方面：①识别速度；②识别数量；③暂时记忆数量；④暂时记忆质量。在相似的目标中找到记忆的图形或者数字，或者要求按一定顺序去排列记忆的目标，这都是在考验看到后视觉记忆的质量。

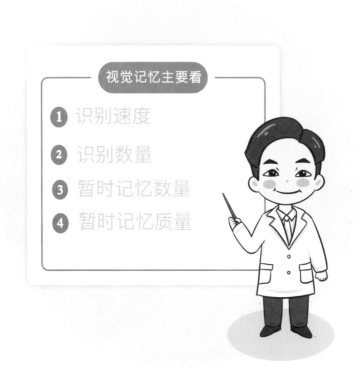

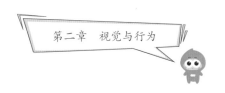

视觉档案建档：

前面我们提到过，视觉档案可以在孩子 3 岁时就开始建立并且做检查，是为了给每一个时间段的视力及眼睛的发育进行监测。

在这里，还要跟广大家长朋友们说明，视觉档案建立以后，要根据眼科医生或者视光师的要求进行定期的复查，这样才能够有效地进行监测，及时地发现在此过程中眼睛的任何异常情况，避免耽误病情，或是错过良好的治疗训练时机。

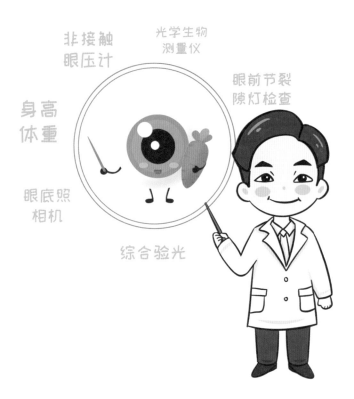

结束语

希望所有的读者朋友都能关注自己和家人的眼睛和视力健康，愿读者朋友们都拥有清晰的视力，也祝愿各位小天使们都拥有健康明亮的双眼。